Jean-Pierre Barral

Manuelle Thermodiagnose

Jean-Pierre Barral

Manuelle Thermodiagnose

URBAN & FISCHER
München • Jena

Zuschriften und Kritik an:
Elsevier GmbH, Urban & Fischer Verlag, Lektorat Ganzheitsmedizin, Karlstraße 45, 80333 München

Titel der Originalausgabe:
Diagnostic Thermique Manuel
© J.-P. Barral
© Maloine, Paris, 1994

Wichtiger Hinweis für den Benutzer
Die Erkenntnisse in der Medizin unterliegen laufendem Wandel durch Forschung und klinische Erfahrungen. Herausgeber und Autoren dieses Werkes haben große Sorgfalt darauf verwendet, dass die in diesem Werk gemachten therapeutischen Angaben (insbesondere hinsichtlich Indikation, Dosierung und unerwünschten Wirkungen) dem derzeitigen Wissensstand entsprechen. Das entbindet den Nutzer dieses Werkes aber nicht von der Verpflichtung, die gemachten Angaben zu überprüfen und seine Diagnose und Therapie in eigener Verantwortung zu treffen.

Wie allgemein üblich wurden Warenzeichen bzw. Namen (z. B. bei Pharmapräparaten) nicht besonders gekennzeichnet.

Bibliografische Information Der Deutschen Bibliothek
Die Deutsche Bibliothek verzeichnet diese Publikation in der Deutschen Nationalbibliografie; detaillierte bibliografische Daten sind im Internet über http://dnb.ddb.de abrufbar.

04 05 06 07 08 5 4 3 2 1

Um den Textfluss nicht zu stören, wurde bei Patienten und Berufsbezeichnungen die grammatikalisch maskuline Form gewählt. Selbstverständlich sind in diesen Fällen immer Frauen und Männer gemeint.

Planung und Lektorat: Ganzheitsmedizin
Übersetzung: Walburga Rempe-Baldin, München
Herstellung: Nicole Ballweg, München
Satz: Kösel GmbH & Co. KG, Kempten
Druck und Bindung: Stürtz AG, Würzburg
Zeichnungen: Gerda Raichle, Ulm
Umschlaggestaltung: SpieszDesign, Neu-Ulm
Titelfotografie: Photodisc, Seattle

Printed in Germany
ISBN 3-437-56720-9

Aktuelle Informationen finden Sie im Internet unter **www.elsevier.com** und **www.urbanfischer.de**

INHALTSVERZEICHNIS

1 EINLEITUNG

Um spüren zu können, ob sich die Wärmeausstrahlung des Körpers irgendwie verändert hat, hält man die Hände dicht an den Körper, ohne die Haut zu berühren. Anhand solcher Veränderungen lassen sich bei der Manuellen Thermodiagnose erkrankte Bereiche lokalisieren.
Das Phänomen ist seit Tausenden von Jahren bekannt. Dr. Bruno Roche aus Genf schreibt die früheste Wärmediagnostik bereits Hippokrates zu. Hippokrates soll seine Patienten mit Schlamm bedeckt und herausgefunden haben, dass schneller trocknende Stellen der Sitz typischer medizinischer Störungen waren.

Wärmeempfindlichkeit von Tieren und Menschen

Viele Tierarten verfügen über hochsensible Thermorezeptoren. Klapperschlangen z.B. haben – wie andere Grubenottern – ein spezielles Sinnesorgan, das sich in einer Grube unter dem Auge befindet und dessen Rezeptoren so empfindlich sind, dass sie schon minimale Temperaturschwankungen von 0,003 °C registrieren. Das entspricht einer Reizschwelle von 5–10 Kalorien pro Zehntelsekunde. Deshalb können Klapperschlangen selbst bei völliger Dunkelheit und ohne irgendein visuelles oder akustisches Signal Warmblüter (z.B. eine Maus) orten. Studien haben gezeigt, dass sich auch blinde Klapperschlangen zielgerichtet zu einem warmen Objekt hinbewegen.
Das sensorische Unterscheidungsvermögen des Menschen ist viel höher, als die meisten überhaupt wissen. Denn unter den – abträglichen – Bedingungen der modernen Zivilisation schaffen wir es nur selten, dieses Potenzial voll auszuschöpfen. Ein guter Weinkenner kann die Lage und den Jahrgang eines Weins herausschmecken. Wie das möglich ist, lässt sich jedoch durch eine chemische Analyse des Weins nicht feststellen.
Die menschliche Hand ist in hohem Maße druck-, bewegungs- und temperaturempfindlich. Doch leider sind manualdiagnostische Methoden in der modernen Medizin immer mehr zugunsten von

Laboruntersuchungen verdrängt worden, die hoch entwickelte und teure technische Geräte und häufig invasive Verfahren erfordern. Ich will ihren Nutzen gar nicht abstreiten, finde es aber bedauerlich, dass sie zunehmend auch in einfachen Fällen zur Anwendung kommen. Das ist überflüssig und hält Therapeuten nur vom Gebrauch der eigenen Hände ab.

Mein Einstieg in die Manuelle Thermodiagnose

Es war 1970 und ich hatte eine Patientin gebeten, sich auf dem Untersuchungstisch umzudrehen. Beim Gestikulieren geriet meine Hand zufällig in die Nähe ihres Thorax, und ich war überrascht, dort Wärme zu spüren. Als ich sie nach Erkrankungen fragte, sagte sie, sie sei vor einigen Jahren wegen Brustkrebs operiert worden. Genau an der Stelle hatte ich den Eindruck, Wärme zu fühlen. Es gab keine sichtbaren Anhaltspunkte, weil die Narbe durch ihren BH verdeckt wurde. Möglicherweise war ich dadurch aufmerksamer geworden, jedenfalls nahm ich zwei Wochen später wieder eine ähnliche Wärmeempfindung an der Bauchnarbe eines Patienten wahr.

Die beiden Fälle veranlassten mich, nun häufiger mit den Händen zu überprüfen, ob der Körper der Patienten Wärme ausstrahlte. Zunächst konzentrierte ich mich auf bekannte Erkrankungen, die bei den Patienten bereits mit anderen Mitteln diagnostiziert worden waren. Auf diese Weise konnte ich meine Hände „trainieren“, bevor ich die Methode schließlich bei allen Patienten anwandte.

Ich gewöhnte mir an, die Wärmestrahlung mit nah an den Körper herangeführten Händen zu untersuchen, ihn aber nicht zu berühren. Denn erfahrungsgemäß lässt sich die Temperatur der ausgestrahlten Wärme so schärfer unterscheiden. Legt man die Hand direkt auf die Haut, nimmt ihre Wärmeempfindlichkeit ab.

Prinzipien der Manuellen Thermodiagnose

Im Laufe der Zeit konnte ich die Manuelle Thermodiagnose (MTD) bei mehreren zehntausend Patienten mit unterschiedlichen Krankheitsbildern oder Störungen anwenden und habe aufgrund dieser Erfahrung eine topografische „Temperaturkarte" entwickelt. Sie gibt die Korrelation zwischen charakteristischen Wärmeprojektionsstellen und bestimmten Störungen bzw. Symptomen wieder. Dadurch lassen sich Erkrankungen mit der MTD schnell und zuverlässig zuordnen.

Obwohl sie sich in erster Linie zur Lokalisation von Erkrankungen eignet, kann man mit der MTD auch strukturelle und sonstige Störungen feststellen. Natürlich muss man als Therapeut das Wahrnehmungsvermögen seiner Hände entsprechend schulen, aber das allein genügt nicht. Man kann Patienten nicht richtig behandeln, wenn man die Bauweise des menschlichen Körpers und seine Funktionen nicht versteht. Anders ausgedrückt: ohne solide Kenntnisse in Anatomie und Physiologie nützt die MTD überhaupt nichts.

Meine klinischen Beobachtungen, dass die Hand für Infrarotstrahlen (Wärme) empfindlich ist, konnte ich durch kontrollierte Versuche belegen. Diese Thermosensibilität der Hand ist mit einer erhöhten Empfindlichkeit für mechanische Reize kombiniert. Falls meine Vermutung stimmt, dass man mit den Händen sogar niederfrequente Anteile des elektromagnetischen Spektrums (z. B. Mikrowellen, möglicherweise auch Radiowellen) spüren kann, wäre die MTD im Grunde uneingeschränkt genau, zumindest theoretisch.

Bei einer normalen klinischen Untersuchung wird die Diagnose zum großen Teil durch das Bewusstsein des Patienten beeinflusst, selbst wenn ein erfahrener Therapeut sie durchführt. Weil die Patienten nur beschreiben, was ihnen wichtig erscheint, sind die subjektiven Beschwerden und Hinweise auf die Art der Störung, die der Therapeut von ihnen mitgeteilt bekommt, bereits gefiltert. Dagegen bietet sich durch die MTD dem Körper selbst eine Möglichkeit zu zeigen, wo seine Schwierigkeiten liegen.

Es gibt unzählige Faktoren, die an Störungen im menschlichen Körper beteiligt sein können. Natürlich kann man sie nicht im Einzelnen untersuchen. Die MTD stellt eine besondere Untersuchungsmethode (sozusagen „aus dem Hinterhalt“) dar, als würde die Hand darauf „lauern“, vom Körper ausgesandte Signale zu empfangen. Von allen Geweben und Vorgängen bzw. Funktionen des menschlichen Körpers, einschließlich Emotionen, können bei Störungen charakteristische Wärmeströme ausgehen. Ich will hier versuchen zu beschreiben, auf welchem Weg ich gelernt habe, diese Wärmeströme zu spüren und ihre Ursachen zu verstehen.

2 WÄRME UND INFRAROTLICHT

In diesem Kapitel werden einige grundlegende physikalische Konzepte zur Temperatur behandelt. Osteopathen und alle anderen Manualtherapeuten sind sicher eher gewöhnt, mit ihren Händen zu arbeiten statt sich mit Mathematik oder Physik zu beschäftigen. Ich will hier deswegen nur die einfachsten Grundbegriffe erklären, damit der Text verständlich und benutzerfreundlich bleibt.

2.1 Grundbegriffe

Energie und Wärme

Um Leistung (Arbeit) zu erzeugen, wird Energie benötigt. Energie spielt bei allen physikalischen und biophysikalischen Vorgängen eine wesentliche Rolle. Auch Wärme ist eine Form von Energie und das Endprodukt zahlreicher metabolischer und mechanischer Umwandlungsprozesse, die in einem Organismus stattfinden.
Während Pflanzen ihre Energie durch das Sonnenlicht gewinnen, beziehen Tiere ihre Energie aus der Nahrung. In den Zellen von Tieren werden die Nährstoffe durch Oxidation in Energie umgewandelt. Diese Grundform von Arbeit hat auch der menschliche Körper zu leisten.

Wärmefunktion

Säugetiere und Vögel sind Warmblüter, d.h. endo- oder homoiotherme Tiere, die bestimmte physiologische Mechanismen entwickelt haben, mit denen sie ihre Körpertemperatur unabhängig von der Außentemperatur in engem Rahmen konstant halten können. Exotherme Tiere wie z.B. Reptilien, Amphibien und Insekten können durch unterschiedliche Verhaltensweisen ihre Körpertemperatur anpassen; letztlich ist sie jedoch von der äußeren Umgebung abhängig und weist starke Schwankungen auf. Homoiothermie beruht auf einer Vielzahl von Stoffwechselvorgängen, die alle zur Konstanterhaltung der Körpertemperatur dienen. Sobald die Kerntemperatur

die Außentemperatur übersteigt, wird die im Körper erzeugte Wärme über die Haut nach außen in die Umgebung abgeleitet.
In jedem Körperbereich entsteht die Temperatur durch aktive Stoffwechselvorgänge in den umliegenden Geweben, wobei die Körperregionen und Organe jeweils leicht unterschiedliche Temperaturen aufweisen.

Infrarotstrahlen

Als „infrarot" bezeichnet man elektromagnetische Strahlen mit einer größeren Wellenlänge und niedrigeren Frequenz als das sichtbare rote Licht. Ihre Wellenlänge (s. Abb. 2.1) beträgt zwischen 800 und 1000 Nanometer (nm). Ein Nanometer entspricht einem Milliardstel Meter (10^{-9} m). Ab 1250 nm beginnt der Mikrowellenbereich.
Das sichtbare Spektrum des Lichts erstreckt sich nur von 400 nm (Violett) bis 800 nm (Rot). Deshalb bleibt Infrarotlicht für das menschliche Auge unsichtbar.

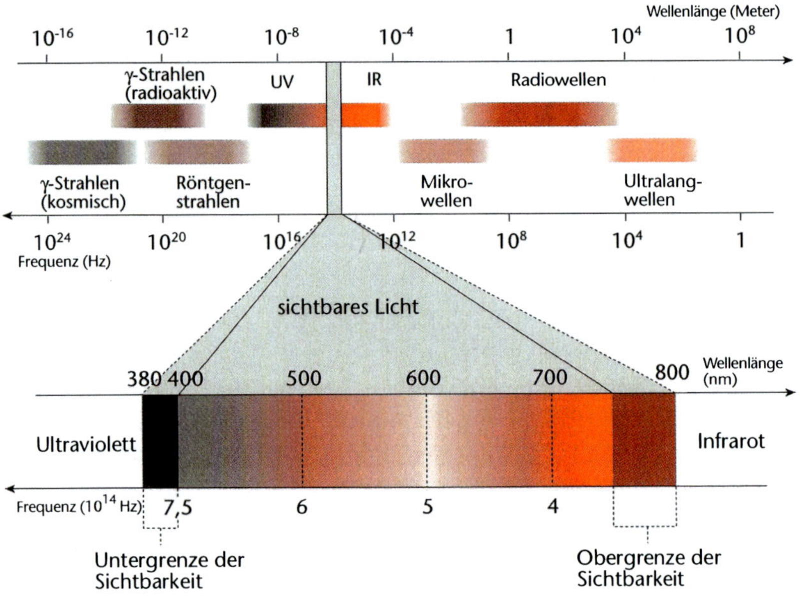

***Abb. 2.1:** Elektromagnetisches Spektrum*

Von allen Körpern gehen wellenförmige elektromagnetische Strahlen aus, die teilweise auch thermische Energie transportieren können. Vom menschlichen Körper abgeleitete oder gefühlte Wärmeenergie wird durch Strahlen im Infrarotbereich transportiert.

Definitionen

Periode

Als Periode definiert man die Dauer eines Phänomens von seinem Beginn bis zum Ende, angegeben in Zeiteinheiten wie Millisekunden, Sekunden, Minuten o.ä. Auf den einzelnen Herzschlag bezogen würde die Periode z.B. 1 Sekunde betragen, denn bei 60 Schlägen pro Minute dauert er genau 1 Sekunde. Elektromagnetische Wellen haben allerdings erheblich kürzere Perioden als 1 Sekunde.

Frequenz

Die Häufigkeit, mit der bestimmte Phänomene periodisch wiederkehren, also die Zahl der Wiederholungen pro Zeiteinheit, wird als Frequenz bezeichnet. Im obigen Beispiel würde die Herzfrequenz gemessen an der Zahl der Wiederholungen 60 pro Minute bzw. 1 pro Sekunde betragen. Bei elektromagnetischen Wellen wird die Frequenz üblicherweise in Hertz (Hz) angegeben, d.h. als Anzahl der Wiederholungen pro Sekunde. Elektromagnetische Wellen breiten sich unabhängig vom Medium (ob in Luft oder im Vakuum) mit derselben Frequenz aus und sind daher charakteristisch für eine bestimmte Art von Strahlung. Im unteren Abschnitt der Abb. 2.1 sind Frequenzbänder dargestellt. Infrarotlicht hat eine Frequenz von etwa 10^{12}–10^{14} Hz, das entspricht 10^{12}–10^{14} Wellen pro Sekunde.

Wellenlänge

Die Wellenlänge entspricht der Strecke, die eine elektromagnetische Welle während eines Zeitintervalls von gleicher Länge wie ihre Periode im Vakuum zurücklegen würde. Sie wird in Metern (m) oder Nanometern (nm) angegeben und ist in Abb. 2.1 im oberen Teil dargestellt. Man sollte sich merken, dass die Wellenlänge umgekehrt proportional zur Frequenz ist; d.h. je kürzer die Wellenlänge, desto höher die Frequenz. Wie bereits erwähnt, hat sichtbares Licht Wellenlängen von 400–800 nm und Infrarotlicht eine Wellenlänge von 800–1000 nm.

2.2 Wärmetransport

Thermodynamik

Wenn man einen heißen Gegenstand in kaltes Wasser legt, findet ein Temperaturausgleich statt, d.h. während er abkühlt, erwärmt sich das Wasser, bis schließlich beide dieselbe Temperatur haben. Im Allgemeinen fließt die Energie bzw. Wärme vom wärmeren zum kälteren Körper, sobald zwei unterschiedlich temperierte Gegenstände zusammenkommen. Diese Grundregel der Thermodynamik ist für unser Thema besonders von Bedeutung. Da die Temperatur im Inneren des menschlichen Körpers in den meisten Fällen höher als die der Umgebungsluft ist, wird an exponierten Hautoberflächen Wärme von innen nach außen abgestrahlt.

Wärmeaustausch zwischen Körper und Haut

Anatomisch gesehen ist die Haut natürlich ein Teil des Körpers und eigentlich sogar das größte und schwerste Organ. Doch für unsere Zwecke müssen wir zwischen Haut und übrigem Körper unterscheiden. Obwohl es verwirrend klingt, meine ich im Folgenden, wenn ich von „Körper" spreche, alle Körpergewebe und Organe – mit Ausnahme des Hautepithels (Epidermis, Oberhaut) und der darunter befindlichen Bindegewebsschicht (Dermis, Lederhaut). Mit anderen Worten: „Körper" bezieht sich auf jedes Gewebe, das unter der Haut liegt, z. B. Muskeln, Blutzellen, Knochen, Viszeralorgane oder Lungen.

Die Wärme des Körpers gelangt durch Wärmeleitung (Konduktion), Wärmeströmung (Konvektion) und Wärmestrahlung (Radiation) zur Haut.

Wärmeleitung (Konduktion)

Die Wärmeleitung durch direkten Kontakt zwischen zwei Festkörpern (oder über ein Medium ohne wahrnehmbare Eigenbewegung) bezeichnet man als Konduktion.
Handelt es sich um zwei Gewebe unterschiedlicher Temperatur, gibt das wärmere Gewebe durch Konduktion Wärme an das kühlere Gewebe ab. Normalerweise wird die Wärme aus dem Körperinneren erst zu Faszien nahe der Oberfläche geleitet, dann zur Dermis und schließlich nach außen.

Wärmeströmung (Konvektion)

Bei der Konvektion wird Wärme durch ein flüssiges oder gasförmiges Medium, das strömt oder sich bewegt, aus einem Bereich zum anderen transportiert. Ein flüssiges Medium ist z. B. das zirkulierende Blut, das Wärme mit sich führt.
Im Allgemeinen lassen sich Konduktion und Konvektion anhand des Aggregatzustands (fest/flüssig/gasförmig) und der Molekularbewegungen (vorhanden/nicht vorhanden) in einer Materie unterscheiden.

- Natürliche Konvektion bedeutet, dass sich die Moleküle in einer (Körper-)Flüssigkeit aufgrund von Dichteunterschieden bewegen, die durch Temperaturveränderungen zustande kommen.
- Forcierte Konvektion heißt, dass sich die Moleküle in einer Flüssigkeit oder einem Gas bewegen, weil sie durch einwirkende Kräfte verdrängt werden. Ihre Bewegung bzw. Strömung kann entweder turbulent (in unterschiedliche Richtungen) oder laminar (überwiegend in eine Richtung) sein.
- Konvektion über das Blut: Zwischen zwei Geweben wird Wärme häufiger durch das Blut weitergeleitet als durch direkte Konduktion. Während das Blut durch einen Muskel oder ein Innenorgan fließt, nimmt es Wärme auf und transportiert sie zur Haut. Dort wird sie nach außen abgegeben, weil die Luft gewöhnlich kühler ist als die Haut. Bei veränderter Hauttemperatur fühlt sich der Bereich für die Hand gewöhnlich wärmer an, selbst wenn sich bei einer objektiven Temperaturmessung herausstellt, dass er eher kühl (hypotherm) ist.

Wärmestrahlung

Wärmestrahlung ist ein elektromagnetisches Phänomen und weist Gemeinsamkeiten mit dem Licht auf. Es kommt zur Emission elektromagnetischer Wellen oder Partikel, durch die sich die Energie fortpflanzt. Kennzeichnend für Wärmestrahlung sind ihre Art, die Energie (in Volt gemessen) und ihr Fluss. Mit Wärmefluss (manchmal auch als Flux bezeichnet) ist die Partikelzahl gemeint, die pro Zeiteinheit auf eine Oberflächeneinheit auftrifft.

Die Haut ist ein guter „Radiator" für Wärmeenergie mit einem breiten Spektrum von Wellenlängen. Die Frequenz, mit der die größte (maximale) Energie ausgestrahlt wird, hängt nach dem Wien-Gesetz von der Temperatur des aussendenden Gegenstands ab. Bei einer Körpertemperatur von 37 °C hat die am meisten von der Haut ausgestrahlte Energie eine Wellenlänge um 950–1000 nm, d.h. sie ist eher zum oberen Ende des Infrarotbereichs im elektromagnetischen Spektrum hin orientiert (s. Abb. 2.1). J.D. Hardy (1961) hat gezeigt, dass die maximale Strahlung von der Haut bei ca. 30 °C eine Wellenlänge zwischen 900 und 1000 nm hat.

Als elektromagnetisches Phänomen ist Wärmestrahlung nicht auf die Moleküle ihres Mediums (z.B. in der Luft) angewiesen, sondern tritt sogar im luftleeren Raum auf. Sie wird auch nur unwesentlich von der Temperatur des Mediums beeinflusst. Deshalb ist die Wärme einer Infrarotlampe selbst dann noch zu spüren, wenn sich zwischen ihr und der Haut kalte Luft befindet.

Obwohl die meiste Wärme von der Haut mit Wellenlängen im Infrarotspektrum abgestrahlt wird, sendet sie auch Strahlen mit Wellenlängen von einigen hundert Nanometern bis mehreren Metern aus. Für uns sind besonders Frequenzen von 1–10 GHz von Interesse, auf die wir später noch zurückkommen.

Auch von einem Gegenstand, der annähernd Körpertemperatur hat (sagen wir 33 °C), werden in erster Linie Strahlen im Infrarotbereich ausgesendet. Bei diesen Wellenlängen wirkt die Haut fast wie ein „schwarzer Körper", d.h. emittierte und absorbierte Strahlung heben sich fast auf, denn sie bilden einen Koeffizienten nahe 1. Bei absoluter Schwärze würde die gesamte Strahlung geschluckt werden.

Emission und Absorption von Strahlung durch die Haut (Strahlendurchlässigkeit der Haut)

Die Haut strahlt nicht nur selbst Energie in ihre Umgebung aus (Emission), sondern nimmt auch von Gegenständen in ihrer Umgebung ausgesandte Energie auf (Absorption). Dieser Strahlungsaustausch wird von unterschiedlichen Parametern beeinflusst, z. B. Form, Farbe, Temperatur und Strahlung der beteiligten Objekte. Emission und Absorption durch die Haut hängen jeweils davon ab, um welchen Teil des Infrarotspektrums es sich handelt. Bei Wellenlängen um 950 nm verhält sich die Haut fast wie ein „schwarzer Körper" (d. h. mit einem Koeffizient nahe 1). Dieser Strahlungskoeffizient wird bei veränderter Hautbeschaffenheit und vor allem bei hoher Luftfeuchtigkeit immer kleiner.
Je weiter sich die Wellenlänge von 950 nm entfernt, desto stärker weicht der Strahlungskoeffizient der Haut von 1 ab. Das erklärt auch, weshalb man unterschiedliche Hautfarben sieht. Für Strahlen im sichtbaren Bereich des elektromagnetischen Spektrums (zwischen 400 und 800 nm) sind Emission und Absorption durch die Haut gering (Hardy 1961). Auch bei hellhäutigen Menschen sind sie im Vergleich zu dunkelhäutigen geringer.

2.3 Zusammenfassung

Die Haut sendet elektromagnetische Strahlen aus. Das Energiemaximum wird bei Wellenlängen um 950 nm ausgestrahlt, d. h. im Infrarotbereich des elektromagnetischen Spektrums.
Für unsere Zwecke könnte man die Haut (Epidermis und Dermis) mit einem elektrischen Widerstand bzw. einer Isolierschicht zwischen Körper und äußerer Umgebung vergleichen. Während der Wärmeaustausch durch Konvektion und Konduktion durch diese Isolierung gebremst wird, erweist sie sich für Infrarotstrahlen als gut leitend.

3 KÖRPERTEMPERATUR

Um ein Handbuch der Manuellen Thermodiagnose richtig benutzen zu können, muss man sich mit der Körpertemperatur auskennen. Deshalb möchte ich in diesem Kapitel ein paar wichtige Informationen zur Temperatur in unterschiedlichen Körperbereichen und zu zeitlichen Schwankungen geben. Diese Grundlagen bilden das Gerüst für ein „thermisches" Bild vom Körper.

3.1 Allgemeines

Homoiothermie und Poikilothermie

„Warmblüter" wie die Vögel und Säugetiere einschließlich des Menschen werden als endo- und homoiotherm bezeichnet, d.h. ihre Körpertemperatur beruht auf inneren Stoffwechselvorgängen und bleibt im Kern relativ konstant. Im Unterschied dazu werden Reptilien, Fische und die meisten wirbellosen Tiere als exo- und poikilotherm eingestuft, weil ihre Körpertemperatur von äußeren Einflüssen abhängt und im Kern stark schwanken kann („wechselwarme Kaltblüter").
In Wirklichkeit unterliegt natürlich auch die Körper- bzw. Kerntemperatur (abgekürzt als KT) des Menschen gewissen Schwankungen (z.B. bei körperlicher Betätigung, Fieber, durch hormonelle und emotionale Einflüsse). Arme und Beine bzw. das Körpergewebe dicht an der Oberfläche sind meist kühler als Gewebe im Inneren (s. Abb. 3.1). Trotzdem bleibt die KT des Menschen insgesamt ziemlich konstant, z.B. verglichen mit Schlangen oder Grashüpfern.

Körper und Haut

Als Gegensatz zur Hauttemperatur wird in der Thermophysik des Menschen oft der Begriff „Kerntemperatur" verwendet. Ich möchte lieber von „Körper" (wie in Kap. 2.2 erklärt) oder „Organismus" statt „Kern" sprechen, wenn es um die Temperatur der Organe und Gewebe unter der Haut geht. Die durchschnittliche Körpertemperatur

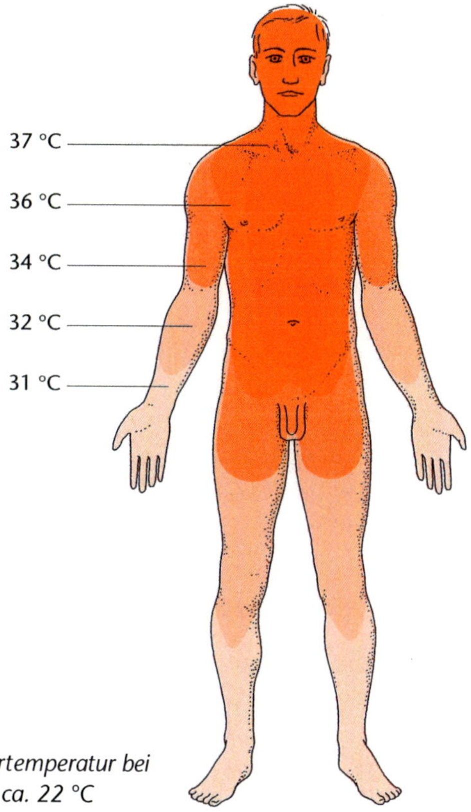

Abb. 3.1: *Unterschiede der Körpertemperatur bei einer Umgebungstemperatur von ca. 22 °C*

des Menschen beträgt 37 °C mit gewissen Schwankungen. An kalten Tagen können die Füße z. B. 5 °C kälter sein als die Temperatur im Bauchinneren. Nach einer schweren Mahlzeit ist das Blut, das in die Leber fließt, aufgrund der Verdauung möglicherweise auf 40 °C erhitzt. Oft sind auch benachbarte Körperorgane unterschiedlich warm. Unter Ruhebedingungen und bei Raumtemperatur liegt die KT im Mittel bei 37 °C.

3.2 Physiologische Ursachen für Temperaturschwankungen

Es folgen ein paar wichtige Faktoren, die Einfluss auf die Körpertemperatur (KT) haben können.

Alter

Feten haben eine höhere KT als ihre Mütter. Nach der Geburt verringert sich die KT ziemlich rasch, kann aber in Phasen mit beschleunigtem Wachstum wieder leicht ansteigen. Zu einem generellen Abfall der KT kommt es nach der Adoleszenz. Eventuell erfolgt in der Menopause erneut ein leichter Anstieg, bevor die KT im Alter und besonders bei eingeschränkter körperlicher Aktivität wieder sinkt.

Zirkadianer Rhythmus

Es gibt bei der KT zirkadiane (tageszeitliche) Schwankungen um 0,5 °C. Der Tageshöchstwert wird gegen 6 Uhr abends erreicht und der niedrigste Wert zwischen 3 und 4 Uhr am frühen Morgen, wenn die Vagus- bzw. Parasympathikusaktivität am höchsten ist. Interessanterweise haben Versuche ergeben, dass Zeitkurve und Spitzenwerte der KT auch gleich bleiben, wenn man Menschen verschärften Isolationsbedingungen aussetzt (z. B. Entzug von Reizen wie Licht und Geräusche).

Menstruationszyklus

Bei der „durchschnittlichen" erwachsenen Frau beträgt die KT nach der Menstruation (präovulatorische Phase) ca. 36,5 °C und fällt um den 14. Tag herum (bei einem Zyklus von 28 Tagen) kurz auf 36,1 °C ab. Das könnte mit dem Anstieg des luteinisierenden Hormons (LH) zusammenhängen, durch den die Ovulation ausgelöst wird. Ab dem 16. Tag erhöht sich die KT rasch auf 37 °C und bleibt während der gesamten postovulatorischen Phase auf dieser Höhe – vermutlich durch die Freisetzung von Progesteron und Östradiol aus dem Corpus luteum bedingt. Sobald mit der Rückbildung des Corpus luteum die Hormonspiegel wieder sinken, geht auch die KT schnell auf 36,5 °C zurück und die Menstruation setzt ein.

Verdauungs- und Stoffwechselaktivität

Die Verdauungswärme, die im Dünndarm entsteht, lässt die KT um 0,1–0,2 °C ansteigen. Dieselbe Wirkung wie die Nahrungsaufnahme hat auch der Alkoholkonsum. Bei gesteigerter Stoffwechselaktivität, egal welcher Art, kommt es durch die von den Zellen freigesetzte Energie zu einem Anstieg der KT. Bei schweren körperlichen Anstrengungen (z. B. Laufen) kann sich die KT bis auf 40 °C erhöhen.

Geschlechtsunterschiede

Der Grund für die unterschiedliche KT von Männern und Frauen dürfte neben hormonellen Faktoren hauptsächlich eine niedrige Grundumsatzrate bei Frauen sein. Aufgrund dessen stellt sich bei ihnen leichter ein inneres thermisches Gleichgewicht ein, doch andererseits fällt es Frauen schwerer, sich an größere Schwankungen der Außentemperatur anzupassen.

Emotionen

Üblicherweise erzeugen starke Gefühle einen Anstieg der KT, doch manchmal bewirken sie auch das Gegenteil. Die Gründe dafür sind nicht klar.

3.3 Regionale Temperaturunterschiede

Der Wärmeaustausch zwischen Körper und Außenumgebung findet über die Haut statt. Einzelne Körperregionen oder Hautbereiche sind unterschiedlich warm. Die Temperatur eines bestimmten Gebiets oder Organs hängt von einer ausgeglichenen Bilanz zwischen Wärmeproduktion und Wärmeverlust ab, die sich ständig

verändern. Gewöhnlich bleibt die KT in einem engeren Rahmen konstant als die Hauttemperatur. Erkrankungen spiegeln sich in Störungen des Temperaturgleichgewichts der Haut wider.
Wie viel Wärme durchschnittlich erzeugt wird, variiert von Organ zu Organ. Man kann aber Organgruppen mit ähnlichen thermischen Eigenschaften einteilen.

Wärmetransport durch das Blut

Im Körper sorgt vor allem der Blutstrom für den Wärmetransport. Der Wärmeverlust eines Organs richtet sich nach seiner Durchblutung und dem Tonus der lokalen Blutgefäße. Für das thermische Gleichgewicht in einem Organ ist die Temperatur des hineinströmenden Blutes ausschlaggebend.

Arterien und Venen

Außer in den Extremitäten ist venöses Blut fast immer wärmer als arterielles. Das scheint an Abbauprodukten zu liegen, die aufgrund des Stoffwechsel ins venöse Blut gelangt sind. Hinzu kommt, dass Wärme selbst ein Endprodukt der Oxidation in den Zellen ist. Im Thorax nimmt die Temperatur allmählich immer mehr zu, während das Blut in der Vena cava inferior hoch zum rechten Vorhof fließt. Auch arterielles Blut kann wärmer als das umliegende Gewebe sein, doch im Oberkörper und im Kopf wird es entgegen allen Erwartungen zunehmend abgekühlt und das Blut in den Venen erwärmt (Houdas und Guieu 1977, Houdas und Ring 1982).

Extremitäten

Dass die Extremitäten (besonders Hände und Füße) bis zu 10 °C kühler sind als der Thorax, ist nichts Außergewöhnliches. In Armen und Beinen verlaufen die Arterien oft dicht neben den entsprechenden Venen. Infolgedessen kommt es zu einer Wärmeabgabe durch Konduktion, d.h. die Wärme des arteriellen Blutes (fließt vom Oberkörper weg) geht fortlaufend an das venöse Blut (fließt zum Oberkörper hin) über (s. Abb. 3.2). Diese Art des Wärmeaustauschs nennt man Gegenstromprinzip. Es ist bei vielen Wirbeltieren anzutreffen und verhindert, dass zu viel Körperwärme an die Außenumgebung verloren geht. Bis das arterielle Blut die Finger und Zehen erreicht,

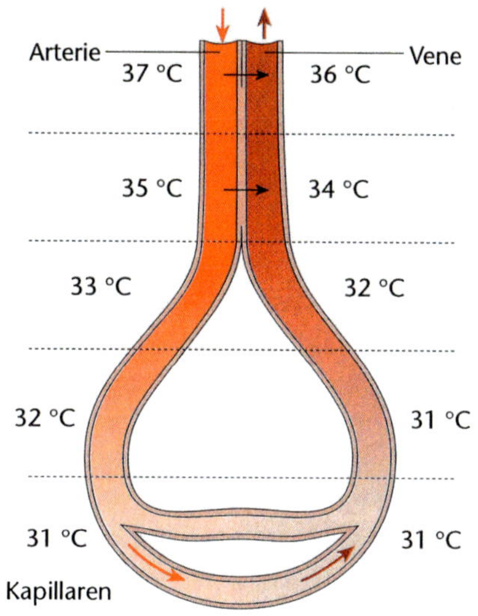

Abb. 3.2: *Temperaturen der Extremitäten*

hat es sich unter Umständen schon beträchtlich abgekühlt mit der Folge, dass die Temperatur im angrenzenden Gewebe und in der Haut sinkt. In welchem Ausmaß eine Konduktion stattfindet, hängt vom Temperaturgradienten bzw. -gefälle zwischen den benachbarten Geweben und ihrer Leitfähigkeit ab. Die Wärmeleitfähigkeit ist eine typische physikalische Eigenschaft.

Skrotum

Eine normale Funktion der Hoden setzt voraus, dass die lokale Temperatur niedriger als die KT ist. Bei zu starker Erwärmung würde sich die Spermienproduktion verringern. Im Skrotum werden die Hoden vom übrigen Abdomen ferngehalten und bleiben kühl. Doch das ist nicht die einzige Art der Kühlung. Hinzu kommt ein nicht unerheblicher Wärmeaustausch nach dem Gegenstromprinzip, der möglich wird, weil Arteria und Vena testicularis dicht nebeneinander verlaufen. Kontrolliert von Nerven kann sich die Skrotalhaut zusammenziehen oder dehnen. Bei Kälte reagiert sie mit einer Verkleinerung, bei Wärme mit einer Vergrößerung ihrer Oberfläche; entsprechend kann ein geringerer bzw. stärkerer Wärmeaustausch mit der Umgebung stattfinden. Auf diese Weise steigt die Temperatur in den

Hoden nie über 34,5 °C, während sie außen auf dem Skrotum gewöhnlich 32–33 °C beträgt.

Abdominalorgane

Die Temperatur der Bauchorgane hängt von ihrer Beteiligung am Stoffwechsel ab. Nach Alkoholkonsum oder fettem Essen muss die Leber metabolisch sehr aktiv werden. Dabei kann ihre Temperatur auf 40 °C ansteigen. Unter Ruhebedingungen hat die Leber eine ähnliche Temperatur wie Magen oder Nieren.
Im Rektum herrscht in ca. 8 cm Tiefe eine relativ hohe Temperatur. Das könnte an den zahlreichen Venen, von denen es umgeben ist, sowie am langsameren Blutfluss im Becken liegen.
Die Magentemperatur weist natürlich Schwankungen auf, je nachdem, was man gerade zu sich genommen hat. Vielleicht ist sie auf 22 °C gesunken, weil man kurz vorher Eis gegessen hat, oder nach einem heißen Kaffee auf 40 °C angestiegen.

Gehirn

Das Gehirn gehört wie das Herz zu den lebenswichtigen Organen. Um seine ständige Blutversorgung sicherzustellen, ist das Kreislaufsystem so beschaffen, dass das Gehirn vor einem starken Temperaturabfall oder Sauerstoffmangel geschützt wird, notfalls auch zu Lasten des übrigen Körpers. Mittlerweile leitet man aus Messungen der Innenohrtemperatur die Gehirntemperatur ab.
Das Kontrollzentrum der KT befindet sich im Hypothalamus, der den Boden und zum Teil auch die Seitenwände des dritten Ventrikels bildet. Bestimmte Zellen im Hypothalamus üben eine Thermostat-Funktion aus: Wenn das ankommende Blut zu warm oder zu kühl ist, veranlassen sie über das autonome Nervensystem eine entsprechende Korrektur im Körper. Mittels Weitstellung der Hautgefäße (Vasodilatation durch Entspannung der glatten Wandmuskulatur) oder durch Schwitzen wird z. B. die Wärmeabgabe gefördert. Umgekehrt dienen das Zusammenziehen der Hautgefäße (Vasokonstriktion) und das Zittern dazu, Wärme im Körper zu halten.
Man hat festgestellt, dass sich die Temperatur im Innenohr nach einem plötzlichen Abfall rascher wieder erholt als in anderen Körperbereichen. Möglicherweise liefert die Nähe zum Hypothalamus eine Erklärung dafür.

Diagnostische Erwägungen

Einzelne Körperregionen und Hautbereiche sind unterschiedlich warm. Doch es gibt auch Bereiche, in denen die Hauttemperatur weniger stark schwankt. Um Erkrankungen zu lokalisieren, benutzen wir in der MTD sowohl thermisch variable als auch konstante Bereiche, wie in den folgenden Kapiteln dargestellt wird.

4 HAUTTEMPERATUR

Die Hauttemperatur ist grundlegend zur Lokalisierung pathologischer Veränderungen mit der MTD. Der Wärmeaustausch zwischen Körper und Außenumgebung erfolgt über die Haut. An manchen Körperstellen findet ein besonders intensiver Wärmeaustausch statt. Bei der MTD geht es weniger um die absolute Temperatur der Haut, sondern wichtig sind die Relationen, besonders auch im Seitenvergleich.

Veränderliche Hauttemperatur

Wenn die Umgebung kühler ist als die Haut, verliert der Körper viel Wärme nach außen. Bei diesem Wärmeverlust spielen Atmung und Schwitzen eine untergeordnete Rolle.
In einem thermostabilen Zustand gibt die Haut genauso viel Wärme nach außen ab, wie sie selbst vom Körper aufnimmt. Demnach spiegelt die Hauttemperatur wider, was im Körperinneren vor sich geht. Die Wärme bestimmter Hautbereiche hängt auch von der Leitfähigkeit des Subkutangewebes ab. An Verletzungsstellen kann der Stoffwechsel gesteigert und die Wärmeleitfähigkeit höher als im umliegenden Gewebe sein. Houdas und Ring (1982) zufolge ist die Haut an diesen Stellen wärmer als die angrenzende Haut. Sie glauben aber, dass dieses Phänomen nur bei hautnahen Verletzungen auftritt. Meine eigenen klinischen Erfahrungen und Versuche lassen allerdings etwas anderes vermuten. Denn die Hauttemperatur kann z. B. auch bei einer Nierenstörung erhöht sein, trotz der tief retroperitonealen Lage des Organs, und zwar genau an der Projektionsstelle der Niere auf der Bauchhaut. Das lässt sich durch Wärmestrahlung erklären.

4.1 Wärmeabgabe über die Haut

Die Hauttemperatur beträgt normalerweise 32–33 °C. Wenn die Umgebung kühler ist, gibt die Haut Wärme nach außen ab. Doch wie gelangt Wärme aus dem Körper zur Haut? Es sind dieselben Mechanismen wie in Kap. 2.2 beschrieben: Konduktion, Konvektion und Strahlung.

Wärmeleitung (Konduktion)

Die Haut kann sich durch Konduktion erwärmen. Von den Muskeln und allen aktiv am Stoffwechsel beteiligten Organen erzeugte Wärme kann sich auf Nachbargewebe übertragen. Naturgemäß findet eine Erwärmung durch Konduktion vor allem in den Geweben statt, die unmittelbar an Wärme produzierende Bereiche angrenzen. Im Fall einer Entzündung oder eines Ulkus würde sich nicht nur die befallene Stelle des Duodenums erwärmen, sondern auch benachbarte Strukturen wie das Omentum majus, der M. rectus abdominis und die darüber liegende Haut.
Wie stark die Haut durch Konduktion erwärmt wird, hängt von der Leitfähigkeit des Subkutangewebes ab. Da sie in erkrankten Bereichen meist zunimmt, kann man sich gut vorstellen, dass auch die Haut über den betreffenden Stellen wärmer wird.

Konvektiver Wärmetransport durch das Blut

Wärme aus dem Körper wird überwiegend durch das Blut zur Haut transportiert. Die Hauttemperatur hängt also auch davon ab, wie gut bestimmte Bereiche durchblutet sind.
In Kap. 3.3 habe ich erwähnt, dass im Körper das Gewebe in Umgebung der Gefäße durch arterielles Blut eher gekühlt und durch venöses Blut eher erwärmt wird. Auf Ebene der Haut fließt jedoch in den Venen gewöhnlich kühleres Blut als in den Arterien. Die Hautwärme, die nach außen geleitet wird, stammt somit vom arteriellen und nicht vom venösen Blut.
Von der Blutfülle (Volumen) und der Temperatur des Blutes hängt es ab, wie viel Wärme bis zur Haut gelangt. Das Flussvolumen wird unter Kontrolle des autonomen Nervensystems durch Vasokonstriktion bzw. Vasodilatation angepasst. Bei jeder Veränderung des Blutflusses verändert sich die Hauttemperatur. Das gilt auch für unmittelbar über erkrankten oder funktionell gestörten Organen (z. B. bei Tumor oder Sphinkterschwäche) befindliche bzw. mit ihnen in Verbindung stehende Hautbereiche.
Dass sich die Hauttemperatur sehr schnell verändern kann, dürfte mit dem Einfluss vasomotorischer Nerven auf die Hautgefäße zusammenhängen.

Blutgefäße, Glomusorgane und Vasodilatation

In der Oberhaut (Epidermis) gibt es keine Blutgefäße. In der Lederhaut (Dermis) enden die Arterien in Arteriolen und Metarteriolen, die in die Kapillargefäße übergehen. Manchmal bilden sich im Kapillarbett weit verzweigte Netze aus und vergrößern so die Fläche, die für die Diffusion von Stoffen oder den Wärmeaustausch zur Verfügung steht. Von den Kapillargefäßen aus sammelt sich das Blut in Venolen und Venen.
Als Glomus (Plural: Glomera) bzw. Glomusorgan bezeichnet man winzige Gefäß- oder Nervenknäuel, in denen Arteriolen und Venolen direkt miteinander verbunden sind. Man findet sie fast überall im Körper, doch in den Extremitäten sind sie besonders zahlreich vertreten. Der Gefäßdurchmesser der Glomusorgane kann – vom Sympathikus gesteuert – von 0 bis ca. 70 µm variieren. Dadurch wird erreicht, dass das Blut entweder durch die Kapillargefäße fließt oder die „Kurzschluss"-(Shunt-)Verbindung durch die Glomusorgane wählt.
Man nimmt an, dass sich Vasodilatation in den Glomusorganen abspielt und daher auch eine lokale Hyperthermie von ihnen ausgehen kann. Im Allgemeinen findet Vasodilatation nämlich in Bereichen statt, die besonders dicht mit Glomusorganen versorgt sind. Unter den Fingernägeln z.B. findet man ca. $500/cm^2$, am Thenar $115/cm^2$ und am Hypothenar $95/cm^2$.

Vasodilatation hat weitreichende lokale und systemische Auswirkungen:

- vermehrte Hautdurchblutung,
- erhöhte Hauttemperatur,
- stärkerer Temperaturgradient zwischen Haut und Außenumgebung,
- größerer Verlust von Haut- und Körperwärme.

Vasokonstriktion dagegen bewirkt bei all diesen Parametern eine Abnahme.

Vasomotorische Kontrolle

Die Vasodilatation wird vom sympathischen Nervensystem gesteuert, indem sich der Tonus der glatten Muskelfasern in Glomus- und Gefäßwänden verringert. Vor allem nach anstrengender körperlicher Betätigung oder bei heißem Wetter kommt es zu einer starken Vasodilatation. Selbst wenn nur ein kleiner Hautbereich erhitzt ist, bleibt die Vasodilatation nicht allein auf ihn beschränkt. Die vasomotorische Kontrolle beruht auf der Verarbeitung von Reizen bzw. Informationen aus Haut, Körper und Hypothalamus.

Schweißbildung

Während sich der Bereich, in dem Schweiß gebildet wird, in der Dermis oder im Subkutangewebe befindet, mündet der Ausführungsgang von Schweißdrüsen (Glandulae sudoriferae) in einem Haarfollikel oder einer Pore an der Hautoberfläche. Die Flüssigkeit, die von den Drüsen produziert wird, ist der Schweiß. Er besteht aus Wasser mit Salzen, Harnstoff, Aminosäuren, Milchsäure und anderen Substanzen. Dass er beim Schwitzen (Perspiratio) verdunstet, trägt dazu bei, die Haut abzukühlen.
Vielleicht gibt es Entsprechungen zwischen Schwitzen und erkrankten Bereichen. Ich habe vergeblich versucht, das herauszufinden. Falls doch ein Zusammenhang besteht, wäre er sicher viel schwächer als bei hyperthermen Hautstellen.

Wärmestrahlung (Radiation)

Die Strahlendurchlässigkeit der Haut ändert sich je nach Wellenlänge. Wie bereits in Kap. 2.1 erwähnt, verhält sich die Haut bei Wellenlängen um 950 nm (also im Infrarotbereich) wie ein „schwarzer Körper“, d.h. sie absorbiert fast die gesamte Strahlung. Doch die Wellenlängen der Strahlen, die auf die Haut treffen bzw. von ihr ausgesendet werden, können zwischen ein paar hundert Nanometern und mehreren Metern betragen. Ich glaube, dass sich die Empfindlichkeit von Rezeptoren in der Hand auf ein breites Spektrum unterschiedlicher Wellenlängen erstreckt. Es spricht einiges dafür, dass Infrarotstrahlen zu spüren sind. Dagegen muss die Empfindlichkeit für andere elektromagnetische Strahlen erst noch weiter erforscht werden.

Empfindlichkeit für Mikrowellen

Von der Haut werden auch Strahlen mit kürzerer (z.B. sichtbares Licht) bzw. längerer Wellenlänge (z.B. Mikrowellen) als im Infrarotbereich ausgesendet. Allerdings haben Mikrowellen, die von der menschlichen Haut ausgehen, eine 108-mal schwächere Intensität als Infrarotstrahlen. Menschliches Gewebe ist zum Teil durchlässig für Mikrowellen. Theoretisch lassen sich von der Haut oder vom Subkutangewebe emittierte Mikrowellen feststellen und ihre Stärke messen (Houdas und Ring 1982). Zu diesem Zweck wurden Instrumente entwickelt, die im Wesentlichen aus Antennen bestehen. Man bringt sie direkt mit der Haut in Berührung, um Reflektionen zwischen Haut und Umgebungsluft auszuschalten. Manchmal hält man die Antenne aber auch über die Haut. Mit diesen Instrumenten war es möglich, anhand von Veränderungen der Mikrowellenstärke Temperaturdifferenzen im 0,1-°C-Bereich zu entdecken. Das entspricht etwa den Abstufungen, die man bei der Infrarotstrahlung mit der Hand wahrnehmen kann.

Wenn man mit den Händen nach der Infrarotstrahlung der Haut tastet, spürt man zuerst Wärme und dann einen unterschiedlich starken „Druck“. Warum das so ist, weiß man noch nicht. Liegt es vielleicht an der Aktivierung unterschiedlicher Wärmerezeptoren in der Hand? Oder an einer Überlagerung durch andere elektromagnetische Wellen? Oder ist es eine Kombination von beidem?

4.2 Regional unterschiedliche Hauttemperatur

Haut und Subkutangewebe könnte man als „Wärmeschranke“ zwischen Körper und Umgebung auffassen. Um thermische Schwankungen zu „drosseln“, kann sie den Wärmestrom einschränken – allerdings nicht über erkrankten Bereichen.

In der Haut selbst wird kaum Wärme erzeugt, oft gar keine. Bei kühler Umgebungstemperatur spiegelt die Hauttemperatur normalerweise die Körpertemperatur wider. Wie bereits erwähnt, hat jede Veränderung der Hautdurchblutung Auswirkungen auf die Hauttemperatur, und über den Gefäßtonus wird sie dazu noch vom Nervensystem beeinflusst.

Physiologen und Ärzte achten mehr auf allgemeine Veränderungen der Hauttemperatur, nicht auf lokale oder regionale Besonderheiten. Da aber auch lokale Veränderungen auf innere Störungen hinweisen, können sie uns helfen, erkrankte Bereiche zu lokalisieren.

„Mittlere" Hauttemperatur

Sie ist wiederholt von mir und anderen Autoren berechnet worden. Im Mittel beträgt sie 32–35 °C, außer an den Extremitäten. Großflächige und relativ ebene Hautbereiche (z.B. Thorax und Abdomen) zeigen nur leichte Temperaturschwankungen. Dagegen kann die Haut an den Extremitäten teilweise bis zu 10 °C kühler sein (z.B. bei kalten Füßen) als an warmen Stellen (z. B. in der Achselhöhle).

Von Natur aus kühlere (hypotherme) Regionen

Extremitäten

Bei sehr niedriger Umgebungstemperatur ist vor allem die Haut an den Füßen kühler als in anderen Regionen. Das ist ganz typisch.
Mit ein Grund für die niedrige Hauttemperatur der Extremitäten (einschließlich des Skrotums) könnte der Wärmeaustausch nach dem Gegenstromprinzip (s. Kap. 3.3) sein.

Sonstige

Vergleichsweise kühl ist die Haut an den Brüsten, am Gesäß sowie an Stellen mit Dehnungsstreifen oder Zellulite. Hypotherm sind üblicherweise auch Narben, außer wenn sie sehr spannen. Bei starker Gasansammlung im Darm oder Magen können deren Projektionsstellen auf der Haut ebenfalls eher kühl sein.

Geschlechtsunterschiede

Bei Raumtemperatur haben Frauen eine kühlere Haut als Männer. Offensichtlich liegt das am besseren Gefäßtonus ihrer Haut, am niedrigeren Grundumsatz und dem stärker isolierenden („Thermoresistenz") Subkutangewebe der Frau.

Von Natur aus wärmere (hypertherme) Regionen

Dazu zählen alle natürlichen Hautfalten (z. B. Knie- und Ellenbeugen, Achselhöhlen, Querfalten unter den Brüsten) sowie die „Speckfalten" von dicken Menschen, die Oberschenkelinnenseiten und der Hinterkopf (Subokzipitalregion).

Zirkadianes Muster

Die Hauttemperatur zeigt ähnliche tageszeitliche Schwankungen wie die Körpertemperatur, nur dass sie etwas früher eintreten. Eine mögliche Erklärung könnte man aus der Tatsache ableiten, dass der Körper über die Haut auf äußere Temperaturreize reagiert und sich die meisten Thermorezeptoren in der Haut befinden.

Tele-Thermografie

Um mit den Händen spürbare Veränderungen der Hauttemperatur auch objektiv zu bestätigen, braucht man ein Gerät, das die Wärme der Haut messen kann, ohne sie zu berühren. Ich bin Daniel Boutron, François Collomb und Bernard Million sehr dankbar, dass sie als Ingenieure bei diesem schwierigen und langwierigen Projekt mitgearbeitet haben. Das von ihnen verbesserte Gerät erweist sich inzwischen als unverzichtbar für die Datensammlung, um die MTD so auf eine objektive Basis stellen zu können.

Wärmezonen des menschlichen Körpers

Wie die Ergebnisse von mehr als zehntausend Messungen der Hauttemperatur gezeigt haben, kann man die Oberfläche des menschlichen Körpers in gut abgegrenzte Wärmezonen bzw. -kompartimente unterteilen (s. Abb. 4.1). Sofern keine Erkrankung vorliegt, gibt es innerhalb dieser Zonen keine nennenswerten Wärmeunterschiede zwischen einzelnen Hautstellen, egal ob man die Temperatur per Hand oder Gerät untersucht.

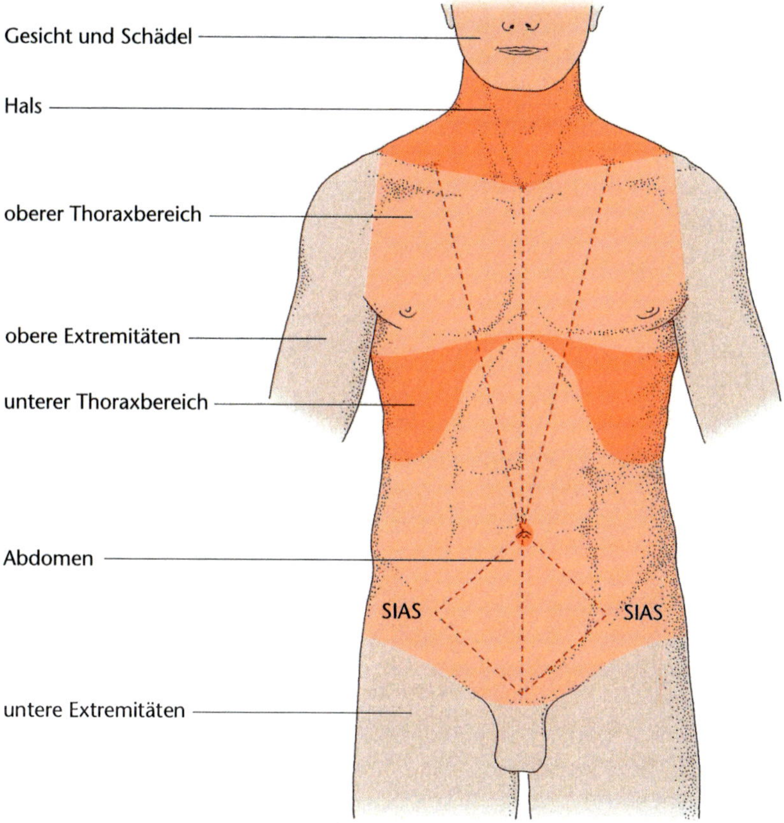

Abb. 4.1: *Wärmezonen der Haut. SIAS = Spina iliaca anterior superior*

Nach dieser Einteilung in Wärmezonen richten wir uns auch bei vergleichenden Untersuchungen. Die Hauttemperatur von Thorax und Abdomen zu vergleichen, wäre unsinnig, weil sie zu verschiedenen Zonen gehören und deshalb natürlich unterschiedlich warm sind. Aufschlussreich kann es aber sein, innerhalb der Thoraxzone (bzw. jeder anderen Wärmezone) mehrere Stellen miteinander zu vergleichen.

Abb. 4.1 zeigt die Wärmezoneneinteilung auf der Körpervorderseite:

- Gesicht und Schädel
- Hals
- oberer Thoraxbereich (rechts und links unten von der 5./6. Rippe begrenzt)
- unterer Thoraxbereich (reicht bis zum Rippenbogen)
- Abdomen
- Arme und Beine.

Aus Erfahrung weiß ich, dass es keine Schwierigkeiten bereitet, bei der MTD von einer Zone zur nächsten überzugehen. Wie in vielen anderen Fällen passt sich das Gehirn so schnell an, dass die unterschiedliche Hauttemperatur „im Hintergrund" von der Hand innerhalb von Sekundenbruchteilen registriert wird.

Anpassung an veränderte Außentemperaturen

Nach plötzlichen Veränderungen der Außentemperatur kommt es zunächst zu einer Übergangsphase, in der die Hauttemperatur sinkt oder steigt, bis sich das thermische Gleichgewicht auf einen neuen Wert eingestellt hat. Danach bleiben die üblichen Unterschiede zwischen den Wärmezonen weiterhin bestehen. Dieser Anpassungsvorgang dauert etwa 5 Minuten, in hypothermen Regionen wie den Füßen aber unter Umständen sehr viel länger.
Ungewöhnlich hohe bzw. niedrige Außentemperaturen sind verständlicherweise nicht förderlich für die MTD. Am günstigsten sind Außentemperaturen von 22–23 °C, weil die Hauttemperatur dann am „aussagekräftigsten" (im Sinne der MTD) ist.

Was bedeuten Veränderungen der Hauttemperatur?

Wie schon erwähnt, ist die Wärmebildung der Haut im Vergleich zur Wärmeproduktion durch die Muskeln und andere metabolisch aktive Organe völlig unbedeutend. Wenn eine Veränderung der Hauttemperatur festzustellen ist, geht die Erwärmung wohl eher von einem Organ oder Gewebe unter der Haut aus. Sobald Sie sich an die

normalen Unterschiede zwischen den einzelnen Wärmezonen des Körpers gewöhnt haben, werden Sie erkennen können, welche Veränderungen der Hauttemperatur auf Funktionsstörungen oder Erkrankungen im Inneren hindeuten.
Bei einer Entzündung im Antrum- oder Pylorusbereich z. B. wird die entstandene Wärme durch Konduktion vom Magen aus zu benachbarten Organen und Geweben weitergeleitet (Jejunum, Ileum, Omentum majus, rechter M. rectus abdominis mit Faszie, Dermis und Epidermis). Es kommt zur Vasodilatation, und an der Projektionsstelle des entzündeten Bereichs auf der Haut steigt die Temperatur. Wie stark sich die Hauttemperatur erhöht, hängt von dem Grad der Entzündung ab.

Welche Art von Wärmestrahlung?

Dass der Wärmetransport vor allem durch elektromagnetische Strahlen im Infrarotbereich erfolgt, wie oben beschrieben, klingt einleuchtend. Ich habe schon erwähnt, dass die Haut wie ein „schwarzer Körper“ wirkt und fast alle Infrarotstrahlen absorbiert.
Andererseits ist eine MTD aber nicht nur auf bloßer Haut, sondern auch durch Kleidung hindurch möglich (wenn auch schwieriger). Das ist interessant, weil die Kleidung die meisten Infrarotstrahlen blockiert. Deshalb glaube ich, dass Strahlen anderer Wellenlängen (ober- oder unterhalb des Infrarotspektrums) durchgelassen werden und mit der Hand zu spüren sind (wenn auch nicht mit derselben Empfindlichkeit wie Infrarotstrahlen). Ob das stimmt oder nicht, wird sich erst durch weitere Untersuchungen erweisen.

5 WÄRMEREGULATION

Sinneszellen, die auf Temperaturveränderungen reagieren und die Informationen an das ZNS weiterleiten, bezeichnet man als Thermorezeptoren. Wie viel von diesen Informationen das ZNS erreicht, hängt von der Anzahl der aktivierten Thermorezeptoren, der Reizstärke und der Reizdauer ab. In der menschlichen Haut gibt es Thermorezeptoren für Wärme und Kälte. Wärmeempfindlichkeit ist eine Eigenschaft fast aller lebenden Zellen und am wichtigsten für Zellen mit niedriger Reizschwelle.
An der Wärmekontrolle sind Rückkopplungsmechanismen zwischen Thermorezeptoren, Wärmeregulationszentren im Gehirn und effektorischen Motoneuronen beteiligt.
Die Körpertemperatur (KT) ist zwar relativ konstant, doch auf körperliche Betätigung, Außentemperaturen, Hormonspiegel, zirkadiane Rhythmen und andere Einflüsse (s. Kap. 4.2) reagiert sie mit leichten Schwankungen. Außerdem ist die Temperatur einzelner Körperregionen etwas unterschiedlich.
Da sie systemisch kontrolliert wird, bleibt die Gesamt-KT unbeeinflusst, wenn die Temperatur eines einzelnen Organs (z. B. Zäkum) steigt oder sinkt. Lokal kann es jedoch immer wieder zu Erwärmungen kommen.

5.1 Thermorezeptoren

Thermorezeptoren sind nicht nur in der Haut vorhanden, sondern auch im Körperinneren (z. B. in den Viszeralorganen). Ich halte es für möglich, dass auch Mechanorezeptoren in Faszien als Thermorezeptoren dienen.

Periphere Thermorezeptoren

Spezialisierte Thermorezeptoren wie die Ruffini-Körperchen (wärmeempfindlich) und die Krause-Körperchen (kälteempfindlich) sind in der Lederhaut lokalisiert. Eine übermäßige Stimulation dieser Rezeptoren löst Schmerzempfindungen aus. Thermosensibel, vor allem für Kältereize, sind auch freie Nervenendigungen, die sich

unmittelbar unter der Epidermis bzw. zwischen den Zellen der Basalschicht befinden.
Von den Thermorezeptoren der Haut ausgehende Signale werden zu Spinalganglien umgeschaltet und gelangen von dort zu Seitenbereichen des Hinterhorns der grauen Substanz im Rückenmark. Diese Fasern enden in Neuronen der Substantia gelatinosa bzw. in der ventrolateralen Säule.
Die Rezeptoren in der Haut sind getrennt nach Funktionen angeordnet. Dicht unter der Oberfläche liegen schmerz- und berührungsempfindliche Rezeptoren, darunter folgen die Thermorezeptoren und noch tiefer die Druckrezeptoren.
Afferente Fasern, von denen die Signale der unterschiedlichen Rezeptoren weitergeleitet werden, können gebündelt sein, doch in Höhe des Hinterhorns im Rückenmark sind ihre jeweiligen Gebiete wieder klar voneinander abgegrenzt.
Die räumliche Nähe von Thermo- und Mechanorezeptoren in der Haut finde ich interessant, denn es könnte bedeuten, dass mechanische Reize möglicherweise in Wärmesignale übersetzt werden.

Aktivität

Die Thermorezeptoren in der Haut sind auf bestimmte Temperaturbereiche „eingestellt“. Über die Signale, die sie ans ZNS senden, können wir Umgebungstemperaturen bewusst wahrnehmen. Wie der Körper auf sinkende oder steigende Außentemperaturen reagiert, wird ebenfalls vom ZNS gesteuert.

Es gibt zwei Möglichkeiten:

- **Statische Reaktion**: In stabilem Zustand sendet ein Thermorezeptor eine gewisse Anzahl von Impulsen pro Sekunde aus. Zwischen seiner Entladungsfrequenz und der Temperatur besteht ein charakteristischer, nichtlinearer Zusammenhang. Wärmerezeptoren z. B. steigern ihre Entladungsfrequenz, sobald sich die Haut von 25 auf 40 °C erwärmt. Bei Temperaturen über 45 °C (Verbrennung) verringert sich ihre Entladungsfrequenz dann wieder. Kälterezeptoren dagegen erhöhen ihre Entladungsfrequenz, wenn die Haut von 38 auf 30 °C abkühlt. Bei noch niedrigeren Temperaturen nimmt die Frequenz ab.

- **Dynamische Reaktion**: Bei abrupten Änderungen der Außentemperatur können die Thermorezeptoren ihre Entladungsfrequenz nicht sofort anpassen. Diese Umstellung hängt davon ab, wie schnell und um wie viel Grad sich die Außentemperatur verändert hat. Außerdem gibt es einen wichtigen Unterschied zwischen Warm- und Kaltrezeptoren. Während Warmrezeptoren zeitweilig überschießend (über ihre normale Entladungsfrequenz hinaus) auf einen Temperaturanstieg reagieren, erhöht sich die Entladungsfrequenz der Kaltrezeptoren gleichmäßiger, wenn die Außentemperatur sinkt.

Verteilungsdichte und Eigenschaften

Die Verteilungsdichte der peripheren Thermorezeptoren hängt von ihrer Lokalisation ab. Im Gesicht (einschließlich Ohren und Zunge) und Skrotum sind sie zahlenmäßig häufiger. Bezogen auf die Gesamtzahl enthält die Haut 10- bis 15-mal mehr Kalt- als Warmrezeptoren.

„Proportional-Rezeptoren" sprechen vor allem auf Gradunterschiede, „Differenzial-Rezeptoren" auf die Geschwindigkeit von Temperaturveränderungen an. Es gibt darüber hinaus noch „gemischte" Rezeptoren, die beide Eigenschaften besitzen. Bei 20–40 °C Außentemperatur sind die Rezeptor am empfindlichsten und der Körper am besten imstande, sich anzupassen.

Afferente Fasern der Warmrezeptoren gehören zur Gruppe C der Nervenfasern, während Kältereize sowohl über C-Fasern als auch über die schnelleren A-Fasern weitergeleitet werden können.

Zentrale Thermorezeptoren

Eine Erwärmung bzw. Abkühlung des ZNS hat globale Auswirkungen auf die systemische Temperaturkontrolle (Thauer 1970, Smith 1974). Primäre Thermorezeptoren befinden sich im Rückenmark und im Hypothalamus (s. Kap. 3.3). Auf Signale der peripheren Thermorezeptoren reagieren auch zahlreiche Nervenzentren im Rückenmark, Thalamus, Hypothalamus und Kortex.

Im Rückenmark zum Gehirn aufsteigende Signale können gehemmt (inhibiert) oder verstärkt werden bzw. sich summieren.

Solche Umwandlungen (Transformationen) von Reizen sind vermutlich der Grund für die „Wetterfühligkeit“ (Überempfindlichkeit gegenüber Veränderungen der Außentemperatur) mancher Patienten.

Tractus spinothalamicus lateralis

Afferente Nervenfasern, die Schmerz-, Temperatur-, Druck- und Berührungsreize leiten, kreuzen im Rückenmark zur Gegenseite hinüber. Wärme- und Schmerzempfindungen aus dem Körperinneren (propriozeptiv) oder von außen (exterozeptiv) werden von den aufsteigenden Bahnen des Tractus spinothalamicus lateralis übermittelt, die über den Thalamus zum Hirnstamm ziehen. Da seine Nervenfasern auch Schmerzsignale aus den Viszeralorganen leiten, kann es manchmal sein, dass der Schmerz in das Hautareal (Head-Zone) des entsprechenden Spinalsegments projiziert wird. Head-Zonen können auf Berührung, Schmerzen oder Wärme überempfindlich reagieren.

Die Wärme und Schmerz leitenden Fasern des Tractus spinothalamicus lateralis enden wie mehrere andere sensorische bzw. epikritische Bahnen an den hinteren Thalamuskernen (Nuclei ventrales thalami). Daher bietet sich sowohl am Ursprungsort (in den peripheren Rezeptoren) als auch am Endpunkt (in den Thalamuskernen) von Sinnesreizen eine Gelegenheit, dass sie sich vermischen. So könnte z. B. ein mechanischer Reiz eine Wärmeempfindung auslösen und umgekehrt.

Hypothalamus

Von den für Wärme empfindlichen Neuronen des Hypothalamus gelten nur 25% als primäre Thermorezeptoren. Sie sind hauptsächlich in der Area preoptica angesiedelt und senden Signale aus, sobald sich ihre eigene Temperatur ändert. Bei einigen dieser „Temperaturfühler“ scheint die Empfindlichkeit unter dem Einfluss von Wärme aus ihrer unmittelbaren Umgebung zuzunehmen. Andere Neurone im Hypothalamus reagieren auch unabhängig von Wärme auf elektrische Reize mit Wärmebildung.

Im Unterschied zur Haut gibt es im Hypothalamus sehr viel weniger Kalt- als Warmrezeptoren.

Mesenzephalon (Mittelhirn)

Dieser Teil des Gehirns befindet sich zwischen Thalamus und Pons und besteht aus der Vierhügelplatte (Lamina tecti) und dem Hirnstiel (Pedunculus cerebri). Die meisten der hier vorhandenen Neurone sind in hohem Maße thermosensibel. Man schätzt den Anteil an primären Warmrezeptoren auf 79 % (bei 8 % Kaltrezeptoren und 13 % Interneuronen).

5.2 Mechanorezeptoren

Hardy (1961) und Houdas (1982) haben sich mit der Frage befasst, wie es dem ZNS gelingt, Impulse mechanischen Ursprungs von solchen mit thermischem Ursprung zu unterscheiden. Die Ergebnisse einiger Studien lassen vermuten, dass mechanische Reize aus Sehnen, Muskeln, Faszien usw., die von afferenten Fasern zur Medulla spinalis weitergeleitet werden, in Wärmesignale transformiert werden könnten. Der genaue Mechanismus ist aber noch ungeklärt.

Mechanorezeptoren in der Haut

Meissner-(Tast-)Körperchen

Sie sind besonders zahlreich in den Handinnenflächen, Fingerkuppen und Fußsohlen anzutreffen und lassen fünf taktile Empfindungen unterscheiden. Empfindlich sind sie eher für die Geschwindigkeit, mit der sich die Stärke eines Reizes verändert, als für die Reizstärke selbst.

Diese Nerven-Endkörperchen (Corpuscula tactus) sind von einer feinen kollagenen Kapsel umgeben. Ihre Fasern bilden die Fortsetzung von Tonofibrillen, die sich in der Epidermis befinden, und können deshalb leicht auf mechanische Verformungen der Haut reagieren.

Merkel-Zellen bzw. -Tastscheiben

Jedes dieser becherförmigen Endkörperchen steht mit einer einzelnen, modifizierten Epithelzelle in Verbindung. Sie befinden sich tief in der Epidermis, in Haarfollikeln und am Gaumen. Es handelt sich um langsam adaptierende Mechanorezeptoren, die vor allem für konstanten Druck empfindlich sind.

Vater-Pacini-(Lamellen-)Körperchen

Mit bis zu 4 mm Länge sind sie die größten Endkörperchen des Tastsinnes und durch ihren Aufbau aus konzentrischen Bindegewebsschichten (Lamellen) auch am komplexesten. Sie befinden sich in tieferen Schichten der Haut, im Periost, in Sehnen und Serosaschichten. Empfindlich sind sie für Erschütterungen (Vibrationen) bzw. tiefen Druck.

Weitere Rezeptoren

Es gibt noch andere Nervenendigungen, die von einer Art Bindegewebskapsel umgeben sind. Die kolbenförmigen Krause-Körperchen (Corpuscula bulboidea) kommen in der Haut vor (sind dort kälteempfindlich), in Schleimhäuten, Konjunktiven und Herz. Golgi-Mazzoni-Körperchen sind im Subkutangewebe der Finger oder in Sehnen zu finden. Sie ähneln den Vater-Pacini-Körperchen, haben aber weniger Lamellen und viel weiter verzweigte Nervenfasern. Die Ruffini-Körperchen im Haut- und Fettgewebe sind für Druck und Wärme empfindlich.
Endkörperchen sensorischer Nerven trifft man nicht nur in der Haut an, sondern auch in Schleimhäuten, Gelenkkapseln und Faszien der (Viszeral-)Organe. An all diesen Stellen reagieren sie auf Druck, Schmerz und Temperatur und leiten die Informationen an das ZNS weiter.
Auf diesem Gebiet bleibt noch viel zu erforschen. Bei einigen Versuchstieren ließen sich durch Kühlen oder Erwärmen des Bauches sämtliche zentralen, an der Wärmeregulation beteiligten Strukturen aktivieren. Thermosensible Bereiche findet man überall am Körper. Vielleicht gibt es auch in großen Blutgefäßen, Organen und Muskeln spezialisierte, wärmeempfindliche Zellen.
Wärme ist für mich eine thermische Strömung, in der sich Moleküle bewegen und ein typisches Schwingungsfeld (vibratory field) erzeugen. Ich könnte mir vorstellen, dass diese Molekularbewegung auf der Haut zu spüren ist, dass Mechanorezeptoren die Information weiterleiten und sie im Rückenmark in einen „Wärmereiz“ umgewandelt wird. In der MTD erlebt man Wärme oft als sehr intensiven Reiz oder als Druck.

5.3 Wärmeregulation der Haut

Unter Ruhebedingungen werden mehr als 50 % der Wärme in den inneren Organen erzeugt und nur etwa 20 % in Muskeln oder Haut. Das ändert sich jedoch schlagartig, wenn bei intensiver körperlicher Betätigung über 90 % der Wärme von den Muskeln produziert wird. Wie schon in Kap. 4.1 beschrieben, spielt die Haut eine wichtige Rolle bei der Verdunstung von (überschüssiger) Hitze durch Vasodilatation und Schwitzen.

Vasodilatation

Blutgefäße gibt es nur in der Dermis. Ihr Gefäßbett befindet sich etwa 2 mm unter der Oberhautschicht (Epidermis). Der Durchmesser der Arteriolen wird durch das sympathische Nervensystem kontrolliert. Denn efferente, postganglionäre Sympathikusfasern wirken auf Rezeptoren ein, die an Vasokonstriktion bzw. Vasodilatation beteiligt sind und sich vor allem in der Haut und den Nieren befinden.
Zusätzlich wird der Gefäßdurchmesser von Katecholaminen, die aus den Nebennieren freigesetzt werden, beeinflusst. Adrenalin wirkt in geringen Konzentrationen vasodilatierend und in höheren vasokonstriktorisch. Noradrenalin führt immer zur Vasokonstriktion.
Vasodilatation besteht in erster Linie in der Verringerung bzw. Unterdrückung des Gefäßtonus und kommt zustande, wenn Sympathikusreize bzw. Katecholamine auf die Ringmuskulatur der Gefäßwand einwirken.
Zur Wärmeabgabe durch Vasodilatation siehe Kap. 3.3 und 4.1.

Schweißdrüsen

Es gibt apokrine und ekkrine Schweißdrüsen. Die apokrinen sind einfache Drüsen mit verzweigten Gängen, die auf Achselhöhlen, Schamhaare und die Areolen der Brustwarzen beschränkt sind und erst in der Pubertät aktiv werden. Ihr relativ zähflüssiges Sekret wird in die Haarfollikel ausgeschieden. Bei der Thermoregulation spielen sie nur eine untergeordnete Rolle.

Auch die ekkrinen Schweißdrüsen sind einfache Drüsen, haben aber gewundene Gänge und sind überall in der Haut vorhanden. Sie bleiben während des ganzen Lebens aktiv und produzieren ein ziemlich wässriges Sekret, das aus Poren an der Hautoberfläche freigesetzt wird. Von diesen Schweißdrüsen gibt es grob geschätzt drei oder vier Millionen. Sie spielen eine wichtige Rolle in der Wärmeregulation und sind besonders auf der Stirn, den Oberschenkelinnenseiten, an Fußsohlen und Handflächen konzentriert (bis zu 500 pro cm^2).

Innervation

Es gibt drei Arten von Nervenfasern:

- Typ-A-Fasern sind dick, myelinisiert und leiten Impulse sehr schnell weiter,
- Typ-B-Fasern sind mitteldick, ebenfalls myelinisiert und schnell leitend,
- Typ-C-Fasern dagegen sind sehr dünn, nicht myelinisiert (d.h. nicht zu überspringender Reizleitung imstande) und nur langsam leitend.

Während die meisten postganglionären Sympathikusfasern die Freisetzung von Noradrenalin bewirken, können die des Typs C Schweißdrüsen zur Freisetzung von Acetylcholin als Neurotransmitter angeregen.

Funktion und Bedeutung für die MTD

Der Schweiß aus den ekkrinen Drüsen verdunstet an der Hautoberfläche und kühlt dadurch die Haut.

Ich habe häufiger untersucht, ob es eine Entsprechung zwischen lokaler Schweißbildung und zugrunde liegenden krankhaften Veränderungen geben könnte. Dabei stieß ich jedoch auf zwei Schwierigkeiten: Zum einen sind die Schweißdrüsen nicht überall gleichmäßig verteilt und zum anderen lässt sich die Schweißmenge nicht genau bestimmen. Allerdings finde ich es nahe liegend, dass sich im Fall einer Zerrung, Fraktur oder Hepatitis die Haut über den betreffenden Stellen feuchter anfühlt.

6 MANUELLE THERMODIAGNOSE

Nachdem es mir in den bisherigen Kapiteln um das Hintergrundwissen ging, das man zum Verständnis der Manuellen Thermodiagnose (MTD) bzw. für ihre praktische Anwendung benötigt, möchte ich mich nun dem eigentlichen Thema zuwenden. Bei der MTD benutzen wir unsere Hände, um eine Veränderung der Körper- bzw. Hauttemperatur eines Patienten festzustellen und ihren möglichen Krankheitswert abzuklären.

6.1 Allgemeine Überlegungen

Bei der MTD wird die Haut nicht berührt. Ich habe zwar längere Zeit versucht, sie auch mit Hautkontakt durchzuführen, aber nur mit mäßigem Erfolg. Es gibt einfach zu viele Störfaktoren, wenn man die Hände direkt auf die Haut legt, als dass man die Wärmeprojektionen des Körpers wirklich deutlich spüren könnte. Manchmal ist die Haut zu feucht, oder die Oberfläche ist so uneben, dass die Hand nicht richtig aufliegt. Es kann auch sein, dass die Körperbehaarung hinderlich wirkt oder dass sich die Wärme der Hand durch Konduktion auf die Haut überträgt. Aus diesen Gründen ziehe ich es vor, die Hände immer mit etwas Abstand vom Körper zu halten, und weiß inzwischen aus Erfahrung (und aufgrund von Untersuchungen, auf die ich später noch zurückkomme, s. Kap. 6.2), dass ich mich für die richtige Technik entschieden habe.

Den Körper selbst „sprechen" lassen

Im Allgemeinen bringen Patienten, wenn sie einen Therapeuten aufsuchen, um sich behandeln zu lassen, schon bestimmte Vorstellungen über die Diagnose mit. Auch der Therapeut macht sich seine eigenen Gedanken, so dass die Diagnose schon vorab eingegrenzt ist. Die Fragen des Therapeuten sind ebenso wie die Antworten des Patienten vom jeweiligen Vorwissen, früheren Erfahrungen und persönlichen Überzeugungen geprägt. Demgegenüber bietet die MTD erhebliche Vorteile:

- Der Körper kann selbst zum Ausdruck bringen, wo seine Schwierigkeiten liegen.
- Um zu sehen, ob der Befund und die subjektiven Beschwerden übereinstimmen, wird der Patient im Anschluss an die MTD noch extra dazu befragt.

Thermische Veränderungen zeigen an, wo sich eine Störung befindet. Dabei ist es der Körper, der selbst auf seine Schwierigkeiten aufmerksam macht. Zur „Feinabstimmung" der Diagnose sollte der Therapeut nach der MTD den Patienten befragen und auffällige Stellen abtasten, um einen Befund noch genauer deuten zu können. Die Diagnose weiter einzugrenzen ist wichtig und setzt detaillierte Kenntnisse in Anatomie und Physiologie bzw. ein Verständnis der Pathophysiologie voraus. Es reicht z. B. nicht, lediglich zu wissen, dass im rechten oberen Quadranten des Abdomens „irgendwas" nicht in Ordnung ist. Denn eine (parenchymatöse) Lebererkrankung muss ganz anders behandelt werden als ein Gallenblasenleiden.
Natürlich ist immer die übliche körperliche Untersuchung durchzuführen und die Krankengeschichte aufzunehmen, damit man sich ein vollständiges Bild von der Störung machen kann.

Lokalisation

Problemzonen lassen sich anhand der Wärmeströme lokalisieren, die bei der manuellen Untersuchung zu spüren sind. Zusätzliche Hinweise liefert die Art der Wärmeströmung. Ob sich daraus eine sinnvolle Diagnose ergibt, hängt jedoch vom medizinischen Wissen des Therapeuten ab.
Ich wollte ursprünglich den Begriff „Manuelle Thermolokalisation" anstelle von MTD verwenden, um zu betonen, dass es um zwei Aspekte geht: das Aufspüren und die Diagnostik einer Wärmestrahlung.

Wahrnehmung der Intensität

Beim Wahrnehmen der Haut- und Körperwärme gibt es zahlreiche „Schattenbereiche". Dort ist die Wärme viel intensiver und dazu ein Temperaturwechsel zu spüren. Sie befinden sich häufig in Winkeln oder Beugen, in denen man die Wärme von mehr als einer Hautfläche fühlt. Vielleicht liegt es daran, dass sich thermische und mechanische Reize der peripheren Rezeptoren auf Höhe des Rückenmarks oder in Hirnbereichen mit Wärmerezeptoren verbunden haben.

Die Hand spürt nicht bloß Wärme, sondern auch deren Qualität (Intensität). Mehrere andere Kollegen, mit denen ich gesprochen habe und die ebenfalls MTD anwenden, sind genau wie ich der Meinung, dass man über die Wärmeempfindung hinaus auch deren Intensität mit der Hand wahrnehmen kann. Es scheint so, als würden bei einer stärkeren Wärmeströmung mehr Rezeptoren in der Hand stimuliert (so wie eine Muskelkontraktion mehr Fasern einbezieht, wenn sie stärker wird). Neben der Temperatur vermittelt dieser Eindruck einer besonderen Intensität wichtige Zusatzinformationen.

Hängt das Gefühl intensiver Wärme möglicherweise damit zusammen, dass elektromagnetische Strahlen unterschiedlicher Wellenlängen Thermo- und Mechanorezeptoren gleichzeitig aktivieren? Wir wissen es nicht.

6.2 Experimentelle Forschung

Ich weiß aus Erfahrung, wie leicht sich Therapeuten für kleine „Neuentdeckungen" begeistern, die sie (vermeintlich) gemacht haben. Oft ist dabei der Glaube stärker als die eigene Objektivität. Aus diesem Grund haben meine Kollegen und ich die MTD in mehreren Experimenten einer kritischen Prüfung durch objektive Geräte und Verfahren unterzogen.

Versuche mit Wärmedetektoren

Von mehreren Laboren in Frankreich und den USA bekamen wir Infrarotkameras oder Wärmeelektroden für die Haut (Thermosonden) zur Verfügung gestellt. Die Benutzung dieser Geräte birgt jedoch gewisse Schwierigkeiten in sich. Infrarotkameras sind hoch empfindlich für die Wärmestrahlung über großen Blutgefäßen; das erschwert die Lokalisation anderer Wärmeprojektionen. Haut-

elektroden bzw. Thermosonden wiederum sind anfällig für störende Einflüsse wie Hautfeuchtigkeit, Behaarung und Beschaffenheit der Hautoberfläche.
Die Firma Ortomédic aus Grenoble hat uns freundlicherweise einen von ihr entwickelten Wärmedetektor zur Verfügung gestellt, der ohne Hautkontakt benutzt werden kann. Mit diesem Instrument lassen sich auch Wärmeströme mit kleiner Amplitude (< 10 mW/cm) und Temperaturdifferenzen im Bereich um 0,1 °C feststellen.
Wir untersuchten die Patienten auf hypertherme Zonen und überprüften die zunächst manuell erhobenen Befunde danach mit dem Telemessgerät. Dabei zeigte sich ein erstaunliches Phänomen: Für die Hand fühlte sich jede Temperaturveränderung „warm" an, doch die apparative Messung ergab, dass manche dieser Bereiche in Wirklichkeit hypotherm waren. Wir konnten es nicht glauben und waren erst nach tausend Tests bereit, dieses paradoxe Ergebnis zu akzeptieren.
In gewisser Weise vereinfacht das die MTD. Da die Hand alle thermischen Veränderungen als „warm" wahrnimmt, müssen wir eigentlich nur noch nach auffallend warmen Bereichen suchen – wohl wissend, dass es auch hypotherme Stellen sein könnten. Bei mindestens 70 % der thermischen Veränderungen handelt es sich tatsächlich um eine Erwärmung.

Versuche mit medizinischen Geräten

Ich wende die MTD seit 1973 an und habe mich in all den Jahren bemüht, das, was ich mit den Händen spüren konnte, auch objektiv nachzuweisen und zu dokumentieren. Deshalb habe ich Untersuchungsverfahren wie Ultraschall, Durchleuchtung, Röntgen, CT und Dopplerszintigrafie hinzugezogen, um deren Befunde mit meinen manuellen Diagnosen zu vergleichen.
Im Allgemeinen lässt sich eine Störung recht zuverlässig mit den Händen lokalisieren; Unstimmigkeiten dürften sich erst hinsichtlich der medizinischen Befundinterpretation ergeben. Bei einer kleinen, kreisrunden Wärmeprojektion rechts oberhalb des Nabels stellt sich z. B. die Frage, ob ein kleines Duodenalulkus, ein Nierenstein oder ein Harnwegskonkrement die Ursache ist. Dass die betreffende

Stelle stärker erwärmt ist, lässt sich nicht leugnen. Um aber die richtige Erklärung dafür zu finden, benötigt man als Therapeut viel klinische Erfahrung und Patientenkenntnis.

6.3 Bedeutung thermischer Veränderungen

Thermische Veränderungen finden sich über allen Stellen, die ich als „Konfliktzonen" bezeichnen möchte. Inwieweit sie Krankheitswert haben, hängt von ihrer Form und der Wärmeintensität ab.
Für Leser, die osteopathisch anders ausgebildet sind als ich, möchte ich mein Konzept kurz anhand von ein paar Grundbegriffen verdeutlichen.

Strukturelle oder funktionelle Störung?

Dass diese Begriffe im klinischen Umfeld so häufig falsch verstanden oder verwendet werden, hat mich überrascht.

- Strukturelle Störungen resultieren aus einer Überlastung oder Erkrankung von Gewebestrukturen. Solche Veränderungen lassen sich mit konventionellen Verfahren darstellen (z. B. Tumoren oder Geschwüre).
- Funktionelle Störungen sind Folge einer eingeschränkten Gewebe- oder Organfunktion. Dabei liegt keine Gewebeveränderung vor, die man mit herkömmlichen Verfahren nachweisen könnte.

Ein normaler Ultraschallbefund der Leber beweist z. B. nicht, dass die Organfunktion gesundheitlich optimal ist. Ein unauffälliger Röntgenbefund der Wirbelsäule heißt nicht, dass sie normal funktioniert oder dass keine Rückenschmerzen vorliegen. Migräneanfälle sind sehr real und äußerst schmerzhaft, obwohl oft keine organische Ursache bekannt ist.
Im Unterschied zu den meisten medizinischen Untersuchungsmethoden kann man mit der MTD auch funktionelle Störungen entdecken, die in fast 85 % der Fälle der Grund für einen Arztbesuch sind.

Ethisches Dilemma

Die meisten strukturellen Störungen durchlaufen zunächst eine funktionelle Phase. Erst wenn zig Millionen Zellen betroffen sind, lässt sich eine Störung auch objektiv nachweisen. Durch die MTD konnte ich in vielen Fällen Erkrankungen erkennen und lokalisieren, die mit herkömmlichen Verfahren erst Monate oder sogar Jahre später entdeckt wurden. Oft entwickelten sich auch die ersten Symptome erst nach meiner Diagnose.
Daraus kann sich ein ethisches Dilemma ergeben, wie das folgende Beispiel (als eins von vielen) veranschaulicht. Eine Patientin kam wegen Rückenschmerzen, die bis in den linken Brustkorb ausstrahlten, zur Behandlung. Es lagen nur geringfügige Wirbelrestriktionen vor. Bei der MTD fiel mir eine starke Wärmeprojektion über der linken Brust auf. Ich ermahnte mich zu Vernunft und Besonnenheit, als ich sie fragte, ob sie in letzter Zeit bei ihrem Arzt gewesen sei. Alles in Ordnung, meinte sie, erst vor drei Wochen sei eine Mammografie gemacht worden.
Ein Jahr später wurde ein Karzinom aus ihrer linken Brust entfernt. Hätte ich auf einer gründlicheren Untersuchung bestehen sollen, obwohl es anfänglich kein Warnzeichen außer dem MTD-Befund gab? Und wenn dadurch nur unbegründete Krebsangst bei ihr geschürt worden wäre, die sie und ihre Familie stark belastet hätte?

6.4 Formen von Wärmeprojektionen

Wärmeprojektionen können wie Punkte, wie kleine runde Flecken, linienförmig, wie große Kreise oder wie breite Bänder aussehen, mit scharf gezeichneten oder verwischten Grenzen.
Punktförmige und kleine, runde Stellen: Solche Wärmeprojektionen (1 und 2 in Abb. 6.1) werden meist durch einen Stein oder Tumor ausgelöst, d. h. durch eine genau fassbare strukturelle Veränderung. Sie können aber auch Ausdruck einer Störung in einem Sphinkter- bzw. sphinkterähnlichen Bereich sein (z. B. Entzündung des Hiatus oder Pylorus).
Dünne Streifen: weisen meist auf Störungen einer kleinen Röhrenstruktur hin (z. B. Arterie, Vene, Lymphgefäß, Gallengang, Ureter). Die Wärmeprojektion ist schmal und intensiv (3 in Abb. 6.1).

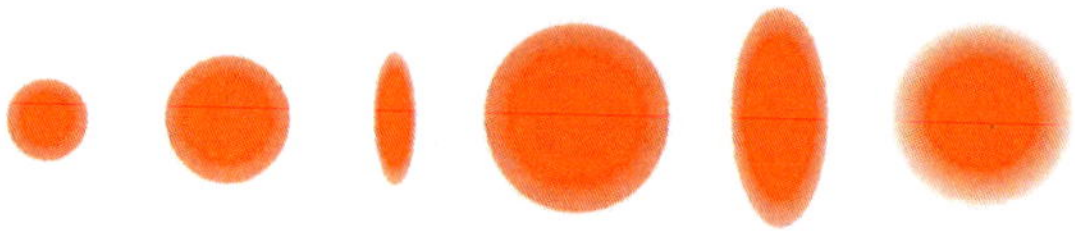

Abb. 6.1: *Mögliche Formen von Wärmeprojektionen (Zahlen im Text erläutert)*

Große, gut abgegrenzte Kreise: sprechen dafür, dass die Störung ein ganzes Organ bzw. größere Organteile betrifft (z. B. Hepatitis, Magenschleimhautreizung). In dem Fall ist die Wärmeprojektion großflächig und intensiv (4 in Abb. 6.1).
Breite Streifen oder Bänder: sind Zeichen einer Störung in größeren Hohlorganen wie Speiseröhre oder Darm (5 in Abb. 6.1).
Große, unscharf begrenzte Kreise: sprechen eher für eine funktionelle (nicht strukturelle) viszerale Störung, möglicherweise mit zusätzlicher emotionaler oder psychischer Komponente (6 in Abb. 6.1). Eine (strukturelle) Lebererkrankung wie z. B. eine Hepatitis würde eine große, aber sehr deutlich abgegrenzte Wärmeprojektion verursachen. Wenn die Grenzen verschwommen sind, handelt es sich entweder um

- eine funktionelle Störung; vielleicht Verdauungsbeschwerden oder Schmerzen nach dem Verzehr bestimmter Nahrungsmittel: z. B. weil die Betroffenen gestresst sind, dass sie ständig aufpassen müssen, was sie essen;
- oder um eine Wärmeprojektion mit emotionaler Komponente (s. u.).

6.5 Emotional beeinflusste Wärmeprojektionen

Solche Wärmeprojektionen sind oft großflächig und gelegentlich sehr intensiv, aber kennzeichnend für sie ist die unbestimmte, veränderliche, schwer fassbare Umgrenzung. Es kommen ganz unterschiedliche Auslöser in Betracht.

Stress

Stress kann psychische oder körperliche Ursachen haben bzw. aus dem Verhalten resultieren. Die emotionalen Auswirkungen von Stress lassen sich unterteilen in

- akut auftretende Reaktionen: schließen vegetative Symptome wie Dyspnoe, präkordiale Schmerzen, Synkopen oder Ohnmachten, Kopfschmerzen mit Schwindel, Reizdarm und Erbrechen mit ein.
- verzögerte Reaktionen: wenn sich der Stress nicht in der Belastungssituation, sondern erst später bemerkbar macht.
- chronische Reaktionen: sind lang anhaltend, z. B. wiederholte Panikattacken oder diffuses, aber intensives Unwohlsein verbunden mit vegetativen oder Verhaltensstörungen. Oft stehen diese Stressreaktionen in keinem Verhältnis mehr zum Auslöser.

Psychosomatische Erkrankungen

Dass viszerale Störungen oft psychosomatisch sind, ist gut belegt. Das Spektrum reicht von harmlosen Kopfschmerzen bis zu lebensbedrohlichen Fällen von hämorrhagischer Kolitis. Andere Beispiele sind Rückenschmerzen, Gastritis, Ulzera, Asthma, Dermatitis, Psoriasis, Urtikaria, Hypertonie, Koronarspasmen oder ein Reizdarmsyndrom.

Entsprechungen zwischen Organen und Emotionen

Bei Hunderten von Patienten, die wegen viszeraler Störungen zur Behandlung kamen, habe ich nach möglichen Entsprechungen auf der psychischen, emotionalen oder Verhaltensebene Ausschau gehalten. In einigen Fällen deuteten tatsächlich bestimmte Anzeichen auf einen solchen Zusammenhang hin. Ich werde sie in den nachfolgenden Kapiteln ansprechen.
Ich möchte aber nachdrücklich darauf hinweisen, dass es sich lediglich um Zusammenhänge handelt, die mir aufgefallen sind, und

nicht um absolute, unabänderliche Gesetzmäßigkeiten! Jeder Patient ist anders, und kein Therapeut darf sich anmaßen, das menschliche Verhalten bis ins Letzte zu verstehen. Niemand weiß genau, welche Nervenzentren ein bestimmtes Verhalten steuern.
Wer z. B. behauptet, in Magenschmerzen würde sich immer ein Konflikt des „sozialen Ich" spiegeln, zeigt mir damit nur, dass er sich über die Individualität der Patienten völlig hinwegsetzt und keine Ahnung von den osteopathischen Grundsätzen hat.
Wenn ich hier ab und zu emotionale Bezüge ansprechen werde, stütze ich mich nicht auf Veröffentlichungen in der Fachliteratur oder auf klinische Beobachtungen anderer Kollegen. Ich gebe einfach wieder, was ich in meiner eigenen beruflichen Praxis beobachtet habe. Interessant finde ich, dass Organe wie die Gallenblase oder der Darm relativ einfach „zu verstehen" sind, während mir Organe wie die Milz in dieser Hinsicht verschlossen und rätselhaft blieben.

Klinische Bedeutung „emotionaler" Wärmezonen

Sie können zu einem besseren Verständnis der Problematik eines Patienten beitragen und beim Aufstellen eines geeigneten Behandlungsplans hilfreich sein.
Angenommen, bei einem Patienten mit mäßigen Rückenschmerzen und einer stark schmerzenden Stelle um Th 6 würde die MTD eine Wärmeprojektion mit emotionalem Bezug zum Magen ergeben. Dann macht er mit einiger Sicherheit gerade einen größeren Konflikt in seinem sozialen oder beruflichen Umfeld durch. In diesem Fall ist die manuelle Behandlung der Brustwirbelsäule nachrangig. Stattdessen werden ihm Entspannungstechniken, viszerale Manipulationen oder ähnliche Behandlungen viel mehr helfen, weil sie das zugrunde liegende Problem und nicht bloß die Somatisierung angehen.

Unterschiedliche emotionale Konflikte

Von leichter Gereiztheit durch ein kleineres Ereignis bis hin zu Angstzuständen ohne offensichtlichen Grund reicht das Spektrum möglicher emotionaler Konflikte mit somatischen Auswirkungen. Über Nervenplexus stehen die betroffenen Organe mit bestimmten höheren Hirnzentren in Verbindung, meist dem Stirn- oder Schläfenlappenbereich.

Bei einer einfachen Somatisierung sendet das Gehirn aufgrund einer emotionalen Reizquelle Signale zu einem bestimmten Organ aus, das darauf entsprechend reagiert. Andere emotionale Reaktionen sind komplexer und schließen außer den Hirnzentren noch mehr Bereiche des Körpers mit ein.

Je nachdem, wie belastend ein emotionaler Konflikt ist, scheint es eine „viszerale Hierarchie" zu geben. So scheint z. B. die Gallenblase eher auf schwächere Konflikte zu reagieren und das Pankreas erst bei einem starken „Gefühlsaufruhr".

6.6 Wärmeintensität – Schweregrad einer Läsion

Sagt die Wärmeintensität etwas aus über den Schweregrad einer Läsion? Diese Frage wird mir oft gestellt und die Antwort lautet uneingeschränkt: Nein. Mithilfe der MTD lässt sich nicht beurteilen, wie schwerwiegend (im Sinne von gut- bzw. bösartig) eine Läsion ist.

Eine leichte Magenschleimhautentzündung kann ungleich stärkere Wärme ausstrahlen als Magenkrebs. Man sollte sich auch über die Grenzen der MTD im Klaren sein, wenn man sie anwenden will. Sie kann über den Sitz, die Größe oder die Intensität einer Läsion Aufschluss geben, aber nicht darüber, ob sie gut- oder bösartig ist.

Wenn sich irgendwelche tumorverdächtigen Hinweise finden, müssen Sie den Patienten sofort zu einem Spezialisten überweisen.

6.7 Allgemeines zum Vorgehen

Patientengespräch

Bevor Sie die MTD anwenden, sollten Sie dem Patienten in verständlicher Weise etwas Hintergrundwissen vermitteln und dabei folgende Punkte ansprechen:

- Störungen kommen in leichten Wärmeschwankungen zum Ausdruck, die man mit der Hand spüren und differenzieren kann.
- Kontrollierte Versuche haben sowohl Veränderungen der Wärmestrahlung bestätigt als auch die Wärmeempfindlichkeit der Hand nachgewiesen.
- Die MTD hat nichts Magisches oder Mysteriöses an sich. Damit sich keine derart falschen Vorstellungen festsetzen, sollten Sie betonen, dass bei körperlichen Störungen Wärme ausgestrahlt wird und die Hand empfindlich genug ist, um sie zu spüren.

Wenn sie sehen, wie der Therapeut die Hände über ihren Körper bewegt, sagen manche Patienten frei heraus, er müsse wohl über eine besondere Begabung oder außergewöhnliche Fähigkeiten verfügen. Das klingt sehr schmeichelhaft, doch man sollte der Versuchung widerstehen, sie in diesem Glauben zu lassen oder sogar noch zu bestärken. Einer guten therapeutischen Beziehung wäre das abträglich. Stattdessen könnten Sie z.B. sagen, Ihr „Talent" sei nur der Möglichkeit zu verdanken, dass Sie Ihre Empfindsamkeit schulen konnten und gelernt haben, Wärmeunterschiede am Körper wahrzunehmen.
Trotz einer gewissen Skepsis (und die sollten sie auch behalten!) wird die MTD im Endeffekt doch von den meisten Patienten geschätzt, erst recht, wenn sie merken, dass die Schlussfolgerungen richtig sind. Wenn ein Patient früher wegen eines Duodenalulkus behandelt wurde und Sie ihm zu verstehen geben, dass Sie das bei der MTD erkennen können, wird sein Vertrauen in die MTD wachsen.
Dennoch sollten Sie bescheiden bleiben und Befunde mit aller gebotenen Zurückhaltung interpretieren. Verglichen mit dem, was wir wissen möchten, ist unser Kenntnisstand nicht allzu hoch.
Ermutigen Sie Patienten, die sich offensichtlich leicht beeindrucken lassen, ruhig zu einer gewissen Reserviertheit gegenüber der MTD,

denn es ist nun einmal eine sehr subjektive Methode. In Grad lässt sich die wahrgenommene Temperatur nicht angeben, obwohl die Hand kleinste Intensitätsunterschiede fühlen und lokalisieren kann. Indem Sie sich zunächst auf hypertherme Bereiche konzentrieren, werden Sie immer geschickter beim Aufspüren von Wärme. Mit entsprechender Erfahrung werden Sie nicht mehr daran zweifeln, Wärmeprojektionen richtig gespürt und lokalisiert zu haben. Allerdings sollten Sie nicht dogmatisch sein und auf Ihrer Einschätzung der Bedeutung beharren.
Bei der MTD ist das Wärmeempfinden sicher weitaus verlässlicher als die Befundinterpretation.

Kleidung und Lagerung des Patienten

Da Infrarotstrahlen auch Baumwolle und andere leichte Stoffe durchdringen können, muss sich die Kleidung nicht hinderlich auf die MTD auswirken. Allerdings kann man die Wärme bei bekleideten Patienten weniger deutlich spüren bzw. deuten. Beengende Kleidung kann sogar lokale Wärmestaus verursachen. Im Idealfall legen die Patienten so viel Kleidungsstücke ab, wie sie können und wie es ihr Schamgefühl zulässt.
Danach sollten sie entkleidet noch kurz auf dem Untersuchungstisch liegen bleiben, bevor man mit der MTD beginnt. Bei einer Raumtemperatur von 22 °C genügen 5 Minuten Ruhe. Arme und Beine werden locker ausgestreckt, damit sich die Muskeln entspannen. Vermeiden Sie die Haut zu berühren, weil sich sonst die Temperatur verändern könnte.

Untersuchungsposition des Therapeuten

Um die anatomischen Orientierungspunkte immer gleich zu sehen, stellt man sich am besten bei allen Patienten auf dieselbe Seite. Rechtshändiger sollten rechts vom Patienten stehen und Linkshänder entsprechend links. Natürlich kann es auch Ausnahmen geben. Finden Sie selbst heraus, welche Seite Ihnen am meisten liegt.

Was die Hand entdecken kann

Das menschliche Nervensystem kann bei Reizen besser Veränderungen als absolute Werte wahrnehmen. Mit der Hand lässt sich zwar nicht feststellen, wie warm (in Grad) ein naher Gegenstand ist, wohl aber, ob sich die Temperatur verändert oder schwankt. Die am Anfang des Kapitels beschriebenen Versuche haben überzeugend gezeigt, dass die Hand wärmere und kühlere Körperbereiche als hypertherm wahrnimmt. In etwa 70% der Fälle bestehen die Temperaturveränderungen auf der Körperoberfläche in einer Erwärmung. Verschwenden Sie nicht Ihre Zeit damit, zwischen „heißen" und „kalten" Stellen zu unterscheiden; es bringt nichts. Suchen Sie nur nach Veränderungen, auch wenn sich alle warm anfühlen. Wichtig ist allein die Lokalisation und Intensität der Wärmeprojektionen.

Wahrnehmungsvorgang

Vor der Diagnose muss die Wärme erst einmal entdeckt werden. Am Anfang sollten Sie sich nicht in komplizierte Gedankengänge vertiefen, sondern sich ausschließlich auf die Suche nach Temperaturveränderungen konzentrieren. Widerstehen Sie auch der Versuchung, jede gefundene Veränderung gleich zu deuten. Setzen Sie stattdessen die Suche fort. Zu viel zu denken stört nur Ihre Wahrnehmungsfähigkeit. Die Diagnose hat Zeit.

Formen der Wärmeprojektionen

Die gefundenen warmen Stellen beurteilen Sie nach der Form (s. Abb. 6.1): Sind sie punkt- oder bandförmig, schmal oder rund? Das kann Ihnen darüber Aufschluss geben, ob es sich um eine strukturelle oder funktionelle Störung handelt und wie ausgedehnt sie ist.

Intensität

Auch wenn Sie feststellen, dass von einer bestimmten Struktur viel Wärme ausgestrahlt wird, sollten Sie daran denken, dass die Wärmeintensität nichts über den Schweregrad einer Störung aussagt. So besagt starke Wärmestrahlung über der Gallenblase nur, dass eine Störung vorliegt, aber nichts über die Ursache (z. B. Cholezystitis, Gallenstein oder Tumor).

6.8 Diagnose – Allgemeine Überlegungen

Erst nach all diesen vorbereitenden Schritten kann man darangehen, anhand der wahrgenommenen Wärmeprojektionen eine Diagnose zu formulieren.

Vorläufige Diagnose

Viele Therapeuten neigen dazu, immer wieder dieselbe Erkrankung „zu finden". Das liegt an ihrem besonderen Interesse für eine bestimmte Art von Erkrankung oder ist schlichtweg eine Projektion. Wenn ein Therapeut selbst an Schlaflosigkeit leidet, wird er neue Patienten als Erstes fragen, ob sie gut schlafen können.

Seien Sie unvoreingenommen und lassen Sie Ihre Aufmerksamkeit nicht vom Patienten auf einen bestimmten Bereich lenken. „Erwarten" Sie nicht, in irgendeinem Bereich hypertherme Stellen zu finden. Achten Sie nur auf das, was Ihre Hand fühlt, während sie mit Abstand über den Patienten wandert. Wenn Sie objektiv bleiben können, ist die Hand ein sehr genaues und verlässliches Werkzeug, um thermische Veränderungen festzustellen. Das haben unsere Experimente mit Wärmemessgeräten bestätigt.

Das „Gedächtnis" des Körpers

Wer meine anderen Bücher gelesen hat, kennt bereits mein Lieblingszitat (des amerikanischen Osteopathen Rollin Becker): „Nur die Gewebe wissen es." Alle früheren und die derzeitigen Erkrankungen

haben Spuren hinterlassen, sich in das Gewebe eingeschrieben. Das kommt oft durch Erwärmung zum Ausdruck.
Selbst eine ausgeheilte und vernarbte Tuberkulose hinterlässt noch eine Wärmeprojektion. Ich konnte das anhand von Primärinfekten überprüfen, die bis zu 30 Jahre zurücklagen. Als ich sie untersuchte, konnten sich die Patienten kaum noch daran erinnern. Der Körper schon. Mit anderen Worten: Wärmeprojektionen geben uns zuverlässigere Hinweise auf Störungen als die Beschreibungen der Patienten.

Psychische Einflüsse

Suggestionen entfalten eine bemerkenswerte Kraft. Bei einem Patienten, der überzeugt ist, an einer bestimmten Störung (z.B. Darmkrämpfen) zu leiden, werden sich bald entsprechende körperliche Symptome einstellen.
Könnten Wärmeprojektionen auf Suggestion beruhen? Dazu ein kleines Experiment:
Bringen Sie bei einem Patienten, der an einer funktionellen Darmstörung leidet, den Magen ins Gespräch, dass eine Hiatushernie oder eine Gastritis bei ihm vorliegen könnte, und beschreiben Sie die Symptome in allen Einzelheiten. Vor und nach diesen Ausführungen sollten Sie mit einem Gerät die Wärmeprojektionen messen und die Werte vergleichen. Es wird sich keine neue über dem Magen gebildet haben, doch die Projektionsstelle über dem Darm ist vermutlich wärmer geworden, manchmal um bis zu 1 °C!
Aus über hundert solcher Versuche habe ich folgende Regel abgeleitet: Suggestivkraft kann zwar die Intensität, nicht aber die Lokalisation einer hyperthermen Zone verändern.

Plazeboeffekt

Auf vielen medizinischen Gebieten gibt es tatsächlich einen Plazeboeffekt. Das heißt der Zustand des Patienten bessert sich z.B. durch eine Medikation oder Behandlung, die eigentlich keinerlei Wirkung auf seine Erkrankung haben sollte. Könnte sich das auch auf Wärmeprojektionen auswirken?

Ich habe in zahlreichen Versuchen eine Behandlung mit manuellen „Plazebotechniken“ durchgeführt. Bei funktionellen Störungen verringerte sich zwar die Wärmestrahlung, doch ganz verschwanden die Wärmeprojektionen nie. Bei strukturellen Störungen war der Einfluss einer Plazebobehandlung vernachlässigbar gering.

Eigendiagnose des Patienten

Manche Patienten meinen, sie wüssten, wo ihr Problem liegt. Um Sie davon zu überzeugen, werden sie versuchen, Ihre Aufmerksamkeit mehr oder weniger bewusst auf einen bestimmten Körperbereich zu lenken. Das dürfen Sie nicht zulassen. Bitten Sie die Patienten deshalb, während der MTD nicht zu sprechen und Sie auch nicht durch „Körpersprache“ abzulenken.
Mein Vorschlag wäre, den Patienten vorab zu erklären, dass sich körperliche Störungen durch Wärme bemerkbar machen, die Sie mit den Händen fühlen können. Danach wolle man darüber sprechen und die subjektiven Beschwerden mit dem Befund vergleichen.
Auf diese Weise werden die Patienten nicht unnötig durch das „Redeverbot“ während der Untersuchung frustriert. Vielleicht sind sie sogar interessiert, was Sie wohl entdecken werden, und zufrieden, dass die beiden Befunde hinterher abgeglichen werden. Sie fühlen sich noch bestärkt, wenn es zwischen der MTD und ihrer eigenen Diagnose weitgehende Übereinstimmungen gibt.

6.9 Praktisches Vorgehen

Mit der Handfläche arbeiten

Am empfindlichsten spürt man Wärme gewöhnlich mit dem Daumenballen (Thenar = 1 in Abb. 6.2), doch bei manchen Menschen kann es auch der Kleinfingerballen (Hypothenar = 2) oder eine beliebige andere Stelle der Handinnenfläche (3) sein.
Als sehr hilfreich erweist sich, dass der betreffende Bereich der Handfläche fast immer auch höchst empfindlich für schwache mechanische Reize ist. Streichen Sie mit den Fingern über die Handinnenfläche Ihrer dominanten Hand: genau an der Stelle, wo

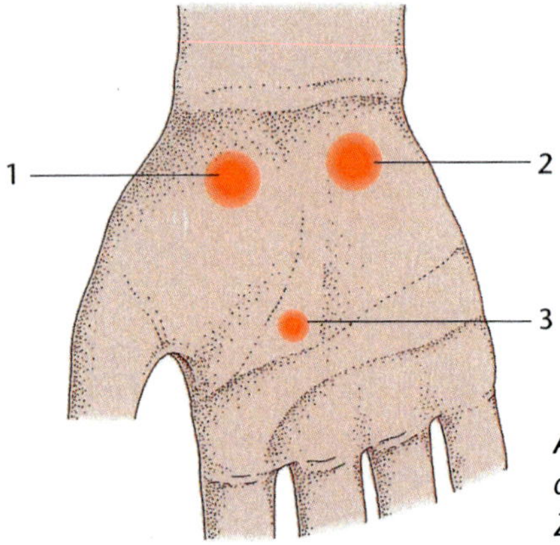

Abb. 6.2: Wärmeempfindliche Bereiche der Handinnenfläche (Erklärung der Zahlen im Text)

Sie den Druck am deutlichsten spüren, wird auch die Thermosensibilität am größten sein.
Eine andere Methode besteht darin, die Handinnenflächen bis auf 4 cm Abstand zusammenzuführen. An der thermosensiblen Stelle spüren Sie sofort die Wärme, die von der anderen Hand ausstrahlt.
Wärmeempfindlich sind zwar auch die Fingerkuppen, aber für die MTD eignen sie sich nicht. Sie sind zu klein, zu gewölbt und mit „Kühlzonen" in Form der Zwischenräume versehen. Aufgrund ihrer Zergliederung wäre die Wärmewahrnehmung beeinträchtigt, deshalb nimmt man besser die Handfläche.

Die dominante Hand benutzen

Wärmewahrnehmungen werden von der Hand zum Gehirn weitergeleitet. Im Kortex steht ein größeres Areal für die Verarbeitung von Informationen der dominanten Hand zur Verfügung als für die schwächere Hand. Deshalb sollten Rechtshänder ihre rechte Hand bei der MTD benutzen.

Hand und Handgelenk locker halten

Schulter, Ober- und Unterarm, Handgelenk und Finger müssen entspannt sein. Halten Sie die Hand locker und die Finger leicht gespreizt, damit sie sich kaum berühren. Das Handgelenk wird etwas überstreckt (extendiert).

Handhaltung

Halten Sie die Handfläche etwa 10 cm hoch über der Hautoberfläche des Patienten (s. Abb. 6.3). Dieser Hand-Haut-Abstand hat sich in Versuchen als optimal für Wärmewahrnehmungen erwiesen.
Um den richtigen Abstand herauszufinden, führen Sie die Hand erst nah an die Haut und bewegen sie dann senkrecht weiter weg, bis die Wärme am stärksten zu spüren ist. Vergrößern Sie den Abstand noch ein bisschen, bevor Sie wieder zu dieser Höhe zurückkehren. Dabei werden Sie leichten Widerstand spüren, als befände sich ein warmes Luftkissen unter der Handfläche. Das ist der Druck bzw. die Wärmeintensität.

Körperkonturen nachfahren

Die Hand bleibt möglichst immer parallel zur Haut und hält den idealen Abstand ein. Das bedeutet, dass sich ihre Ausrichtung verändern muss, um den Kurven des Körpers zu folgen.

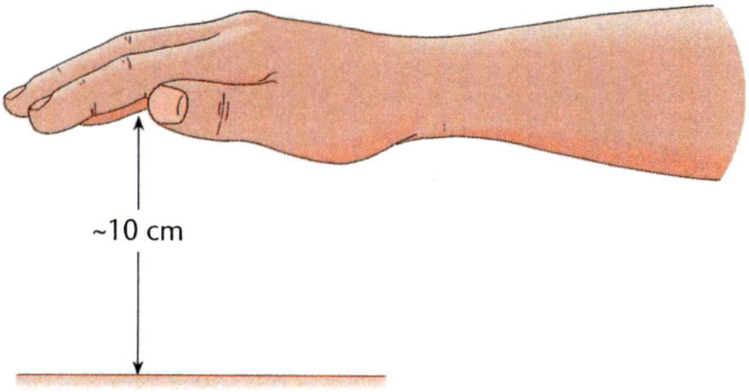

Abb. 6.3: *Haltung der Hand und Abstand zur Haut*

Vor allem ist wichtig, dass sich die wärmeempfindlichste Stelle immer genau lotrecht über dem untersuchten Gebiet befindet. Denn nur so kann man den Wärmestrom richtig spüren.
Am Hals z. B. muss die Hand je nach Bereich unterschiedlich gedreht werden, um immer parallel zur Haut zu bleiben (s. Abb. 6.4).

„Scanning"

Die Hand muss während der Untersuchung ständig in Bewegung bleiben. Denn bei längerem Stillhalten würden Sie spüren, wie Ihre eigenen Infrarotstrahlen reflektiert werden. Außerdem erwärmt sich die Hand durch die isometrische Muskelanspannung und die verlangsamte Durchblutung bzw. Lymphdrainage zunehmend selbst.
Beginnen Sie damit, den ganzen Körper nach Wärmeprojektionen durchzumustern („Ganzkörper-Scanning"), von Kopf bis Fuß. Die Bereiche dazwischen sollten Sie alle mit der gleichen Sorgfalt untersuchen. Manchmal neigt man dazu, sich auf einzelne Bereiche zu konzentrieren und andere zu vernachlässigen. Es kann sinnvoll sein, gründliche Untersuchungen vorher zu planen. Hier ein Beispiel, das Sie aber frei variieren können:

Ganzkörper-Scanning

Vorderseite:

- Kopf, Gesicht, Hals
- Thorax, Schultern, Arme, Hände
- Abdomen, Beine, Füße

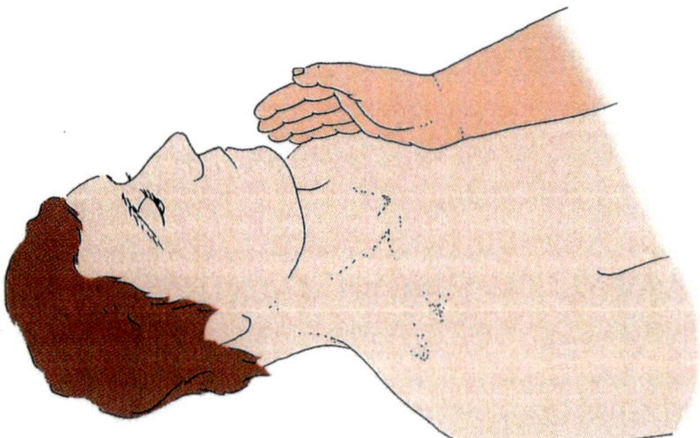

Abb. 6.4: *Handhaltung bei der MTD am Hals*

Rückseite:
- Kopf, Hals, Arme
- Wirbelsäule, Thorax, Lumbalbereich
- Becken, Beine

Von der Seite: nur den Thorax, weil er bei eventuellen Milz- oder Lungenerkrankungen wichtig sein kann. Die anderen Körperbereiche müssen nicht von lateral untersucht werden.

Lokales Scanning

Wir gehen wie immer in der Osteopathie vom Allgemeinen zum Besonderen vor. Nach der orientierenden Ganzkörper-Untersuchung wenden wir uns Bereichen mit auffälliger Wärmeprojektion zu, um sie genauer zu überprüfen. Mit einem lokalen Scanning lassen sich Umriss und Verteilungsdichte der überwärmten Stellen beurteilen. Meist findet man drei bis vier hypertherme Stellen bei einem Patienten. Im Abdominalbereich sind es selten mehr als drei. Haben Sie jedoch auffallend viele festgestellt, sollten Sie erst Ihren Kopf von vorgefassten Erwartungen freimachen und danach erneut eine Ganzkörper-Untersuchung durchführen. Achten Sie wirklich nur auf das, was Ihre Hand Ihnen mitteilt.

7 SCHÄDEL, GESICHT UND HALS

Wir beginnen mit der MTD oben am Körper, im Kopf- und Halsbereich. Sie sind am besten zugänglich und spielen in der Osteopathie eine große Rolle. Trotz der vielen Kurven im Kopf- und Halsbereich ist es wichtig, dass die Hand bei der Suche nach Wärmeprojektionen immer parallel zur Oberfläche gehalten wird.

7.1 Schädelbereich (Kranium)

Er lässt sich als Ganzes am besten im Sitzen untersuchen (s. Abb. 7.1). Scheitel und Vorderschädel kann man auch in Rückenlage beurteilen.

Schädelnähte (Suturen)

Wärmeprojektionen über Schädelnähten sind schmal und lang gezogen (1 in Abb. 7.1), etwa 1–2 cm lang. Nur selten fühlt sich eine Schädelnaht auf ganzer Länge warm an. Bei Neugeborenen oder Säuglingen können solche Projektionen nach Malpositio fetus und/oder einer schwierigen Geburt auftreten. Bei Erwachsenen ist meist ein Schädeltrauma bzw. eine Gesichtsschädelverletzung der Grund.

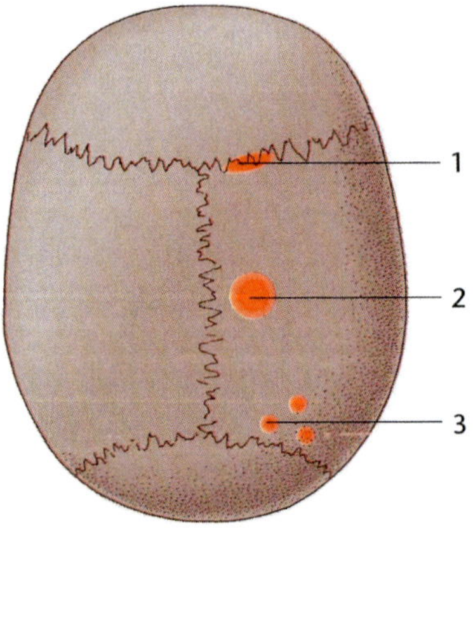

Abb. 7.1: *Scheitelbereich (Erklärung der Zahlen im Text)*

Typischerweise ist die Wärmestrahlung über Teilen der Sutura coronalis am intensivsten. Nach der Behandlung gehen die Wärmeprojektionen schnell wieder zurück.

Schädelinhalt (Hirngewebe)

Erste Hinweise auf die zugrunde liegende Störung kann bereits die Größe der hier meist kreisrunden warmen Flecken geben. Dass warme Stellen am Schädel so gut zu fühlen sind, liegt möglicherweise daran, dass die Schädelknochen jede unbedeutende „Hintergrundstrahlung" herausfiltern.

Kleine Kreise

Kleine runde Flecken mit einem Durchmesser von 1–3 cm (2 in Abb. 7.1) sprechen oft für auffällig verdichtetes Gewebe. Hier ist eine Überprüfung (neurologische Untersuchung, bildgebende Diagnostik) dringend anzuraten. Ich habe auf diese Weise bei sechs Patienten einen Tumor entdeckt, obwohl sie zum Teil kurz vorher noch bei der kranialen CT-Untersuchung waren. In diesen Fällen konnte ich eine sehr starke Wärmestrahlung spüren, die meine Hand sogar leicht vom Kopf wegzudrücken schien.

Punktförmige Stellen

Wenn im selben Schädelbereich statt runder Flecken kleine Wärmepunkte (3 in Abb. 7.1) vorhanden sind, könnte eine disseminierte Störung des Hirngewebes vorliegen. Ich habe sie vor allem bei Patienten mit multipler Sklerose (MS), Epilepsie oder Parkinson-Krankheit bemerkt. In diesen Fällen findet sich häufig auch eine Wärmeprojektion über dem 9. Brustwirbel (Th 9).
Befunde wie diese kleinen Stellen sollte man sehr zurückhaltend interpretieren. Die Hirnfunktionen sind sehr komplex, und wir wissen eigentlich nicht viel darüber.

Große Kreise

Im Bereich der Augen (v.a. dahinter) oder seitlich über den Ohren können runde warme Flecken von 3–4 cm Durchmesser zu fühlen sein. Sie sind meist mit funktionellen Seh- oder Hörstörungen verbunden. 4–5 cm große Kreise findet man oft im Bereich des rechten Parietallappens, die sich teilweise auch bis zum rechten Stirnlappen ausdehnen. Hier gibt es emotionale Einflüsse, auf die ich später eingehen werde.

Streifen bzw. Bänder

Nach einer Kopfverletzung oder einer Meningitis sind am Hinterkopf oder parietal oft breite warme Streifen zu spüren. Sie können aber auch Ausdruck von Verspannungen der Durahäute sein.

Hinterkopf

Er kann im Sitzen oder in Bauchlage untersucht werden. Wenn sich ein Patient gerade vom Rücken auf den Bauch umgedreht hat, kann der Hinterkopf durch Reibung (Kontakt mit Kissen oder Untersuchungsliege) erwärmt sein. Warten Sie deshalb ein paar Minuten ab.

Linienförmig erwärmte Stellen

Sie findet man lateral über der Lambdanaht oder über der Sutura occipitomastoidea, meist nach einem Schädeltrauma (bei Erwachsenen) oder einer intrauterinen Fehllage.

Kreise

Runde, 4–5 cm große Flecken auf der rechten und linken Hinterhauptsschuppe (Squama occipitalis) können mit Störungen des Seh- oder Hörvermögens bzw. der zerebellaren Durchblutung (A. basilaris) zusammenhängen (s. Abb. 7.2).

Sehstörungen: Wenn ein runder Fleck in diesem Bereich mit einer Wärmeprojektion hinter den Augen (s. oben) verbunden ist, spricht das für eine funktionelle Visusstörung (z. B. Akkommodations- oder Koordinationsschwäche, Strabismus).

Hörstörungen: In dem Fall ist zusätzlich temporookzipital über dem betroffenen Ohr eine Wärmeprojektion zu fühlen, am deutlichsten neben der Sutura occipitomastoidea.

Durchblutungsstörungen (A. basilaris): Nach einem HWS-Trauma oder bei einem Thoracic-outlet-Problem (Halsrippensyndrom)

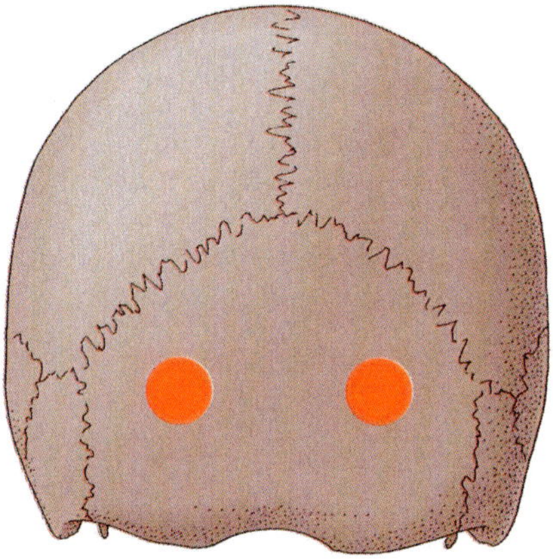

Abb. 7.2: Kreisförmige Wärmeprojektionen am Hinterkopf

findet man manchmal ein- oder beidseitig am Hinterkopf eine rundliche Stelle. Sie ist verschwommener als bei den anderen Störungen, mit weniger intensiver Wärmestrahlung, und weist auf eine eingeschränkte Durchblutung im Basilarisgebiet (besonders A. vertebrobasilaris) hin, die zu Übelkeit, Schwindel, Gleichgewichtsstörungen und Tinnitus führen kann.

Seitlicher Schädelbereich

Schädelnähte (Suturen)

Schmale, linienförmige Wärmeprojektionen können über vielen der hier verlaufenden Schädelnähte (s. Abb. 7.3) anzutreffen sein, z.B. über der Sutura sphenofrontalis (1), sphenosquamosa (2), squamosa (3) oder occipitomastoidea (4). Sie hängen fast immer mit einer fetalen Fehllage oder groben geburtshilflichen Manövern zusammen.

Kiefergelenk (Articulatio temporomandibularis)

Wärmeprojektionen an dieser Stelle sind meist rund und 1–1,5 cm groß (5 in Abb. 7.3). Sie können auf eine Überlastung des Gelenks in Verbindung mit einer Reizung bzw. Entzündung (von Muskeln, Meniskus und/oder Gelenkkapsel) hinweisen. Sie könnten aber auch Folge einer der in diesem Kapitel beschriebenen Störungen

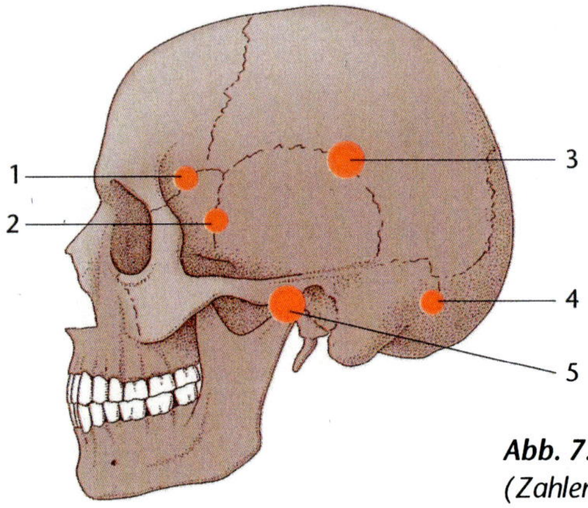

Abb. 7.3: *Seitlicher Schädelbereich (Zahlen im Text erläutert)*

sein. Eine Reizung im Bereich des Kiefergelenks deutet manchmal auch auf einen Herzinfarkt hin.

Die MTD ist eine gute Methode, den Zahnschluss zu kontrollieren. Stellungsanomalien der Zähne führen immer zu einer Überwärmung eines oder beider Kiefergelenke. Ich habe viele Patienten mit einem Handmessgerät untersucht und festgestellt, dass bei funktionellen Störungen das betreffende Kiefergelenk stets wärmer war. Lässt man die Patienten z. B. 1–2 Minuten auf einem Gegenstand herumbeißen, kommt es zu einem Temperaturanstieg von ca. 1 °C über dem Kiefergelenk.

Temporalregion

Wärmeprojektionen im Schläfenbereich sprechen für Ohrenerkrankungen. Von einer Otitis media z. B. kann beträchtliche Wärme ausgehen, oft noch lange, nachdem sie verheilt ist.

7.2 Gesicht

Stirnbereich

Bei Wärmeprojektionen in diesem Bereich besteht häufig ein emotionaler Bezug (s. unten).

Nähte (Suturen)

Über der Sutura frontonasalis oder frontomaxillaris (1 in Abb. 7.4) können linienförmige Wärmeprojektionen auftreten. Das ist meist nach einer Gesichtsschädelverletzung, einem Autounfall oder einem direkten Aufprall mit dem Gesicht der Fall. Auch eine alte Nasenbeinfraktur kann (Wärme-)Spuren über der Sutura frontonasalis hinterlassen. Selbst wenn sich der Patient nicht mehr daran erinnert, „die Gewebe wissen es".
Gelegentlich ist auch über der Sutura zygomaticomaxillaris oder frontozygomatica eine Erwärmung zu spüren.

Kiefer und Zähne

Das Kiefergelenk wurde bereits in Kapitel 7.1 angesprochen. Auch Wärmeprojektionen über dem Oberkiefer (2 in Abb. 7.4) sind

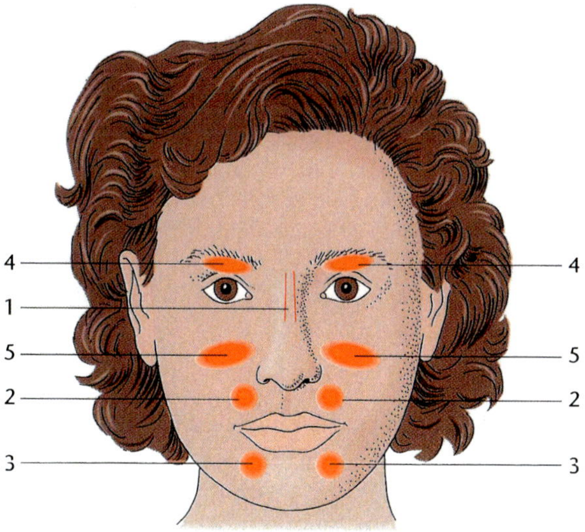

Abb. 7.4: Gesicht (Zahlen im Text erläutert)

wichtig. Kleine runde Stellen mit 0,5 cm Durchmesser weisen auf eine Störung der Zahnverankerung hin. Manchmal entfalten Zahnprobleme auch eine Fernwirkung. Ich habe von Fällen gehört, in denen Ischiasschmerzen aus unerfindlichen Gründen verschwanden – nach einer Zahnbehandlung.

Kleine Wärmeprojektionen über dem Foramen mentale (3 in Abb. 7.4) können vaskulär bedingt sein, haben aber keinen Krankheitswert.

Parotis

Bei Erkrankungen der Ohrspeicheldrüse können etwas größere runde Flecken als bei einer Kiefergelenkstörung vorhanden sein. Sie befinden sich nur etwas höher und weiter hinten (posterosuperior) und sprechen für eine Parotitis oder für Speichelsteine im Drüsengang.

Nasennebenhöhlen (Sinus paranasales)

Vor allem Wärmeprojektionen der Sinus frontalis und maxillaris sind leicht zu erkennen. Die Patienten wissen meist, welche ihrer Nebenhöhlen anfällig bzw. schmerzempfindlich ist, und sind auch oft schon geröntgt worden. Eine Überwärmung des Sinus frontalis bezieht fast immer auch den gleichseitigen Sinus maxillaris mit ein. Die Hyperthermie spricht hier für eine Sinusitis. In dem Fall sollte auch die Leber untersucht werden. Strahlt sie ebenfalls Wärme aus, hat die Sinusitis möglicherweise eine metabolische oder allergische Ursache. Bei Allergien kann es (vor allem bei Kindern) sinnvoll sein, weniger Milchprodukte und Zucker zu essen oder ganz darauf zu verzichten.

Sinus frontales: Die streifenförmigen Wärmeprojektionen sind ca. 2 cm lang und befinden sich über der Augenhöhle (4 in Abb. 7.4).

Sinus maxillares: Die annähernd kreisförmigen Wärmeprojektionen sind 2 cm groß und befinden sich seitlich der Nase (Fossa nasalis) unter der Augenhöhle (5 in Abb. 7.4).

Augen

Was überwärmte Stellen hier bedeuten, hängt von ihrer Lokalisation ab.

Beidseitige Wärmeprojektionen, mitten über der Iris (1 in Abb. 7.5), sind Ausdruck einer metabolischen Störung mit Nierenbeteiligung,

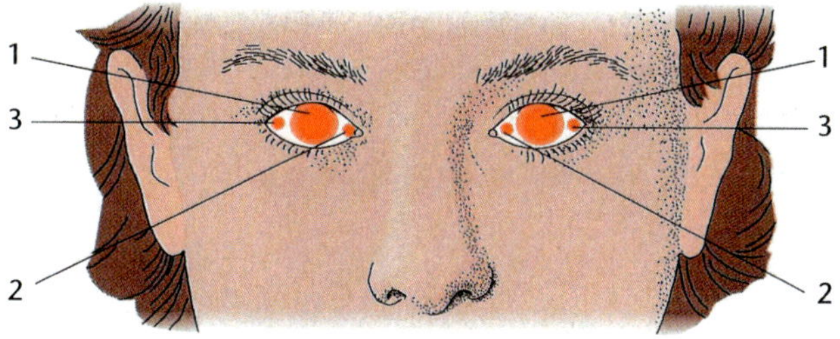

Abb. 7.5: Augenbereich (Zahlen im Text erläutert)

z. B. einer erhöhten Harnsäureproduktion oder einer renalen Hypertonie. Die Patienten leiden oft anfallsweise unter stechenden Schmerzen in der Lendengegend, vor allem bei heißem Wetter durch eine Überlastung der Nieren. Sie sollten ihren Konsum tierischer Eiweiße einschränken. Eine weitere Ursache kann erhöhter Augeninnendruck sein.
Auf eine Koordinationsstörung der Augenmuskeln könnten beidseitige laterale oder mediale Wärmeprojektionen hinweisen.
Einseitige Wärmeprojektionen, die sich medial (2 in Abb. 7.5) oder lateral (3 in Abb. 7.5) befinden, sprechen für einen – meist latenten – Strabismus. Wenn eine Stelle ober- oder unterhalb des Auges genau umgrenzt und intensiv erwärmt ist, liegt meist auch eine Bewegungseinschränkung der Halswirbelsäule, der gleichseitigen Augenmuskeln und der Orbitalfaszie vor.

Emotionale Zusammenhänge

Wärmeprojektionen im Stirn- und Parietalbereich haben oft einen emotionalen Bezug. Im Grunde fehlen sie fast bei keinem Patienten. Allerdings sollte man sie sehr vorsichtig interpretieren oder „behandeln", denn Gefühle sind ein sehr komplexes Gebiet. Je mehr Informationen Sie von Ihren Patienten erfahren können, desto besser.

Emotionale Zone auf der linken Stirn

Sie besteht in einer 4–5 cm großen, sehr intensiven Wärmeprojektion (1 in Abb. 7.6) mit verwaschenen Grenzen. In diesem Bereich ist das „Beziehungsselbst" (relational self) angesiedelt.

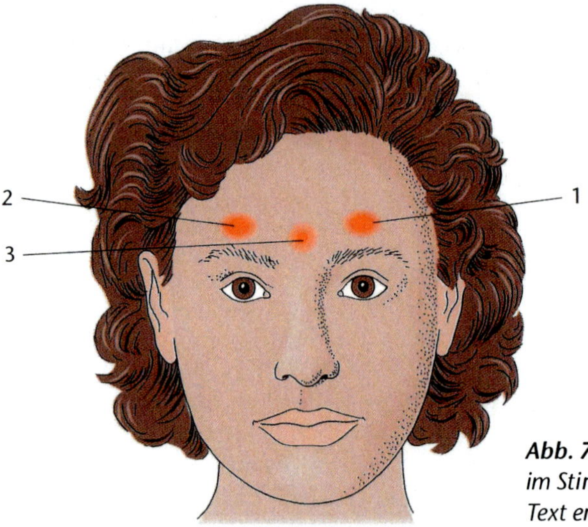

Abb. 7.6: Emotionale Zonen im Stirnbereich (Zahlen im Text erläutert)

Es scheint hierbei eine Verbindung zu Organen zu geben, auf die sich die sozialen Kontakte eines Menschen (Familie, soziale Beziehungen, Beruf) auswirken könnten, wie z. B. Gallenblase, Magen, Duodenum, Dünndarm und oberflächlicher Plexus cardiacus. Mehr Informationen zu den emotionalen, psychologischen und verhaltensbezogenen Zuordnungen für einzelne Organe finden Sie in den folgenden Kapiteln und im Anhang.
Wärmeprojektionen auf der linken Stirn sind nichts Ungewöhnliches. Eine starke Wärmestrahlung, die auch noch aus 10 cm Entfernung zu spüren ist, hängt mit Ängsten zusammen. Eine schwächere, nur dicht über der Haut wahrnehmbare Wärmestrahlung findet sich bei geschwächten oder chronisch antriebslosen Patienten.

Emotionale Zone auf der rechten Stirn

Sie ist so groß wie ihr Gegenstück auf der linken Stirn (2 in Abb. 7.6). Hier befindet sich das Zentrum des „tiefen Selbst“ („deep self“).
Damit ist das „wahre Ich“ gemeint, im Unterschied zu dem, was man zu sein scheint. Diesen Teil des Selbst gilt es irgendwann zu entdecken oder wiederzufinden. Zu den Organen, die mit dem „tiefen Selbst“ und dem rechten Stirnbereich in Verbindung stehen, gehören Leber, Nieren, Pankreas und Lunge.

Zwischen beiden emotionalen Zonen im Stirnbereich findet ein Austausch statt. Wenn z. B. die linke durch viele Stressoren überlastet ist, kann sich die Anspannung zum Teil auf die rechte Seite übertragen. Deshalb könnten stark belastende Beziehungsstörungen bis an die Wurzeln gehen und sich im „tiefen Selbst" verankern.
Die in der rechten Zone bereits vorhandenen, in sich und aus sich heraus existierenden Emotionen könnte man vielleicht als „angeboren" bezeichnen, im Unterschied zu den „erworbenen", d.h. von links übertragenen Teilen.
Ähnlich wie auf der linken Stirn könnten intensive, noch 10 cm entfernt spürbare Wärmeprojektionen auch hier auf starke Ängste hinweisen, während schwächere (nur in Nähe der Haut wahrnehmbare) eher für eine Depression sprechen. Je nachdem, was sich im Leben des Patienten sonst noch ereignet, sind die Befunde klinisch bedeutsam oder nicht.

Emotionale Zone in der Mitte der Stirn

Diese kreisrunde Zone befindet sich direkt über der Glabella (3 in Abb. 7.6), ist gut abgegrenzt und 2–3 cm groß. Ich habe sie vor allem bei sehr rigiden oder übertrieben „ausgeglichenen", beherrschten Patienten beobachtet. Es sind oft sehr resolute Menschen, die geradewegs auf ihr Ziel zusteuern und keine Fragen stellen. Eine spezielle Organverbindung scheint nicht zu bestehen, außer vielleicht zum Darm.

Emotionale Zone rechts frontoparietal

Eine 5–6 cm große, runde Wärmeprojektion kann im rechten vorderen Parietalbereich in Nähe der Sutura sagittalis vorhanden sein (s. Abb. 7.7) und auf das angrenzende Stirnbein übergreifen, aber nie auf die Schläfe.
Offen gesagt, weiß ich nicht, warum man sie links praktisch nie antrifft. Doch mit wissenschaftlichen Erklärungen an Gefühle heranzugehen, ist immer ein schwieriges Unterfangen.
Hier befindet sich das Zentrum der „emotionalen Vergangenheit". Alle psychischen oder emotionalen Erlebnisse, die uns stärker beeindrucken, könnten sich hier niederschlagen. Obwohl hier natürlich „Hochbetrieb" herrscht, erhalten manche Ereignisse doch einen besonderen Stellenwert, und das zeigt sich in der MTD. Emo-

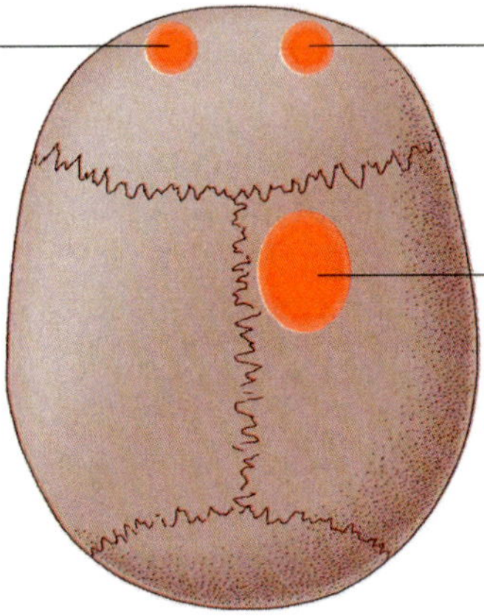

***Abb. 7.7:** Emotionale Zone rechts, frontoparietal*

tionen und Verhalten werden auch vom Hippocampus, Hypothalamus und limbischen System beeinflusst. Besteht möglicherweise eine Verbindung zwischen diesen Hirnzentren und der frontoparietalen Zone?

7.3 Halsbereich

Bei der MTD im Halsbereich sollte der Patient auf dem Rücken liegen und den Nacken entspannen. Nach einem Lagewechsel ist es besser, erst ein paar Minuten zu warten, damit sich die Wärmefelder stabilisieren können und ausgeschwitzte Flüssigkeit verdunstet.
Von der Schilddrüse und den großen Halsgefäßen strahlt beträchtliche Wärme aus. Bei Kindern spricht eine Larynxüberwärmung oft für wiederkehrende Halsentzündungen. Falls sich bei Erwachsenen warme Stellen über dem Larynx finden, sollten die Nieren überprüft werden. Suchen Sie bei all diesen Wärmeprojektionen nach einem entzündlichen Geschehen, besonders wenn zusätzlich wiederholt Rückenschmerzen auftreten.

Schilddrüse

Wärmeprojektionen über diesem Organ sind 2–3 cm groß und sehen entweder wie ein Kreis oder ein Band aus, das links oder rechts von der Mittellinie senkrecht nach unten verläuft. Sie sind meist drei Finger breit über der Klavikula lokalisiert (1 in Abb. 7.8).

Der Isthmus der Thyroidea ist selten spürbar, denn die meiste Wärme strahlt von den Lappen aus, vor allem vom rechten. Während eine großflächige schwache Strahlung über einem einzelnen Lappen eher für eine leichte Hormonstörung spricht, könnte sich hinter einer schmalen, intensiven Wärmeprojektion ein Knoten oder ein invasiver Prozess verbergen. Eine schwache Wärmeprojektion, die sich über beide Lappen ausbreitet, lässt eine gesteigerte Aktivität bzw. eine signifikante Störung des Hormongleichgewichts vermuten.

Blutgefäße

Vaskuläre Störungen im Halsbereich lassen sich leicht mit der MTD feststellen. Eine Überwärmung der A. carotis befindet sich meist medial unterhalb der Schilddrüse (2 in Abb. 7.8). Die Aa. subclaviae sind aus unterschiedlichen Gründen wichtig, einschließlich der Kopfdurchblutung. Von ihnen strahlt Wärme in kleinen Kreisen aus,

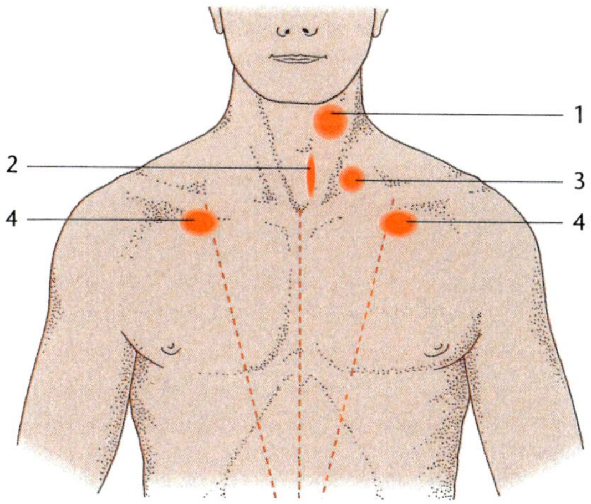

Abb. 7.8: *Halsbereich (Zahlen im Text erläutert)*

die 1–2 cm über den Sternoklavikulargelenken lokalisiert sind (3 in Abb. 7.8).
Diesen Wärmeprojektionen kann eine Gefäßkompression zugrunde liegen, sei es durch Einklemmung (Thoracic-outlet-Syndrom) bei einer pleuropulmonalen Störung oder durch ein Trauma. Die Karotiden am Hals sind aber auch bei anderen Erkrankungen oft zu spüren, z. B. bei Atherosklerose. In dem Fall nimmt man bei der MTD kurze Wärmestreifen (ca. 1 cm lang) in der unteren Halsmitte wahr.

Pleuropulmonale Störung

Halten Sie bei Erwärmung über einem Halsgefäß nach Wärmeprojektionen am oberen Thorax Ausschau, da sie die Diagnose einer pleuropulmonalen Störung bestätigen würden (Mehr dazu in Kap. 8.1). Sie befinden sich knapp unter der Mitte der Klavikula (4 in Abb. 7.8).

Trauma

Eine verletzungsbedingte Erwärmung im Halsbereich ist häufig mit einer gleichseitigen zervikalen oder okzipitalen Störung verbunden. Ob das hämodynamische Gleichgewicht – auch der Aa. vertebrales oder basilaris – gestört ist, lässt sich durch die MTD leicht herausfinden. In dem Fall wird die Wärme fast immer von der A. subclavia oder A. brachiocephalica ausgestrahlt.

8 THORAX

Zur besseren Übersicht unterscheide ich einen oberen und unteren Thorakalbereich. Der obere Thorax wird nach oben zu von den Schlüsselbeinen und dem oberen Ende des Sternums bzw. unten vom Oberrand der Leber (rechts in Höhe der 5. Rippe) und des Magens (links in Höhe der 6. Rippe) begrenzt. Der untere Abschnitt schließt sich von hier bis zum unteren Rippenbogen an. Am Ende des Kapitels gehe ich kurz auf den seitlichen Thorakalbereich ein.

8.1 Oberer Thorakalbereich

Gelenke

Klavikulargelenke

Über der Klavikula selbst ist selten Wärme zu spüren, und wenn doch, handelt es sich um Punkte über der Articulatio acromioclavicularis oder sternoclavicularis (1 in Abb. 8.1). Sie könnten auf eine Gelenkstörung hinweisen, deren Symptome sich vielleicht entfernt manifestieren. Oft sind zur Kompensation gleichseitige

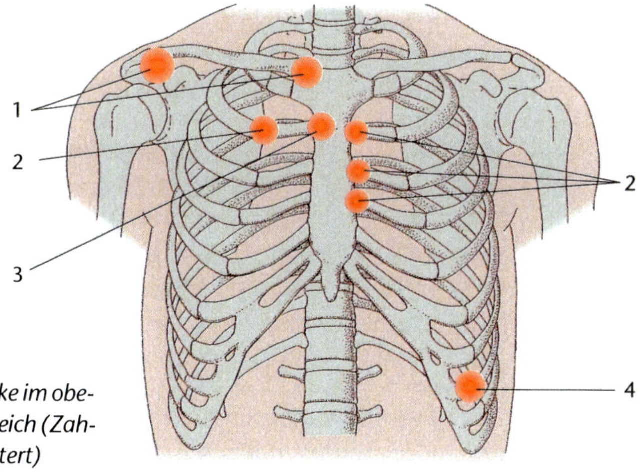

Abb. 8.1: *Gelenke im oberen Thorakalbereich (Zahlen im Text erläutert)*

Gelenkverbindungen, z. B. an Hals, Schulter oder Sternum, mit einbezogen.

Adson-Wright- bzw. Sotto-Hall-Test: Wenn das Sternoklavikulargelenk Wärme ausstrahlt, sollten Sie den Radialispuls überprüfen, indem Sie den Arm des sitzenden Patienten in eine Abduktion mit 90°-Außenrotation führen. Wenn der Puls in keiner Phase der Bewegung schwächer wird oder verschwindet, ist der Befund normal, d. h. das Testergebnis negativ.

Falls der Test positiv ausfällt (der Puls schwächer oder nicht mehr spürbar ist), weist das auf eine gleichseitige Geweberestriktion hin, etwa im Bereich des Übergangs von der Hals- zur Brustwirbelsäule oder unterhalb der A. subclavia. Wenn sich der Puls bei Druck auf das Sternoklavikulargelenk abschwächt, könnte es daran liegen, dass entweder direkt vom Umgebungsgewebe mechanischer Zug ausgeübt oder die Subklavia indirekt (reflektorisch) beeinflusst wird.

Um beim Test zu korrekten Ergebnissen zu kommen, muss sich der Patient hinsetzen. Die Rückenlage ist nicht geeignet, weil sich sonst die Gewebeschichten, die den Puls beeinträchtigen, weitgehend entspannen.

Sternokostalgelenke und Rippenknorpel

Störungen dieser Gelenke verursachen ebenfalls punktförmige Wärmeprojektionen (2 in Abb. 8.1). Allerdings haben sie seltener Einfluss auf die Subklaviagefäße als auf diejenigen der Klavikulargelenke.

Achten Sie vor allem auf die 4. und 5. Rippe. Von ihren Gelenken können bei Männern und Frauen Schmerzen bis in die Brust ausstrahlen.

In gleicher Höhe wie das Sternokostalgelenk der 2. Rippe befindet sich die **Symphysis manubriosternalis**, von der auch Wärme in einem großen Kreis ausgehen kann (3 in Abb. 8.1). Eine häufige Ursache sind Gurtverletzungen bei Autounfällen.

Wärme über dem Processus xiphoideus hängt meist mit einer Hiatushernie zusammen (s. unten).

Knorpeleinrisse

Beim Sturz auf eine Körperseite oder den Bauch können sich im Knorpelgewebe zwischen Rippen und Sternum feine Risse bilden.

Sie sind äußerst unangenehm und schmerzhaft, aber auf Röntgenbildern nicht zu erkennen. Meist wirken sie sich auch nachteilig auf angrenzende Organe aus (Einrisse einer unteren Knorpelverbindung z. B. auf Magen, Kardia oder linke Kolonflexur).

Oberer Lungen-Pleurabereich

Pleuropulmonale Verletzungen vergisst der Körper nie. Noch Jahrzehnte danach strahlt von den betroffenen Bereichen Wärme aus. Weil ich in der Lungenabteilung der Universitätsklinik in Grenoble als Physiotherapeut gearbeitet habe, bevor ich zur Osteopathie kam, kenne ich mich mit pleuropulmonalen Störungen gut aus. Mein Dank gilt noch immer Dr. Roulet, Dr. Arnaud und Professor Paramelle, die mich damals viel gelehrt haben.

Vor allem größere pleuropulmonale Störungen äußern sich durch 2–3 cm große kreisförmige Wärmebezirke unmittelbar unter der Klavikulamitte (1 in Abb. 8.2). Ob sie rechts oder links sind, sagt noch nichts über die Lokalisation der Läsion aus; sie könnte sich auch auf der Gegenseite befinden. Das Spannungsgleichgewicht zwischen der rechten und linken Seite der zervikalen Pleuraaufhängung verschiebt sich entsprechend. Wegen der Störung könnte z. B. während der Atmung von der gesunden Gegenseite viel stärkerer Zug ausgeübt werden.

Machen Sie bei Wärmestrahlung über diesem Bereich einen Sotto-Hall-Test. Falls er positiv ausfällt, sollten Sie nach Schwindel, Kopfschmerzen und Gleichgewichtsstörungen fragen. Denn häufig wirken sich pleuropulmonale Störungen auf die ipsilaterale A. basilaris aus.

Wärmeprojektionen über dem rechten Hauptbronchus, der rechten Lunge, über Leber und/oder Pankreas könnten durch Krankheiten mit stark allergischer oder genetischer Komponente bedingt sein (wie Asthma, atopisches Ekzem, Psoriasis und bestimmte rheumatische Erkrankungen). Bei einigen genetischen Störungen ist auch ohne vorhergehende Lungenerkrankung über pleuropulmonalen Gebieten eine Wärmestrahlung zu spüren. Beachten Sie auch, dass eine respiratorische Überempfindlichkeit im Rahmen von Infekten oder Verdauungsstörungen manchmal eine Wärmeprojektion über dem Dünndarm hervorruft.

Nackenschmerzen und Zervikobrachialneuralgie

Diese Schmerzen gehen meist mit Restriktionen im Bereich der oberen Pleuraaufhängung einher. Bei Autopsien sah ich häufiger Fibrosierungen der Pleuraaufhängung in Nähe des Plexus cervicobrachialis, die offensichtlich Folge pleuropulmonaler Restriktionen waren.

Unterer Lungen-Pleurabereich

Über den mittleren und unteren Lungenabschnitten ist nur selten Wärme zu spüren. Größere Stellen habe ich gelegentlich bei aktiven Lungenprozessen oder nach einer Lungenresektion (Lobektomie bzw. Pneumonektomie) beobachtet.
Bei Pleurarestriktionen kann über dem Vorderrand der Pleura (rechts in Höhe der 5. Rippe bzw. links in Höhe der 6. Rippe) Wärme festzustellen sein (2 in Abb. 8.2).

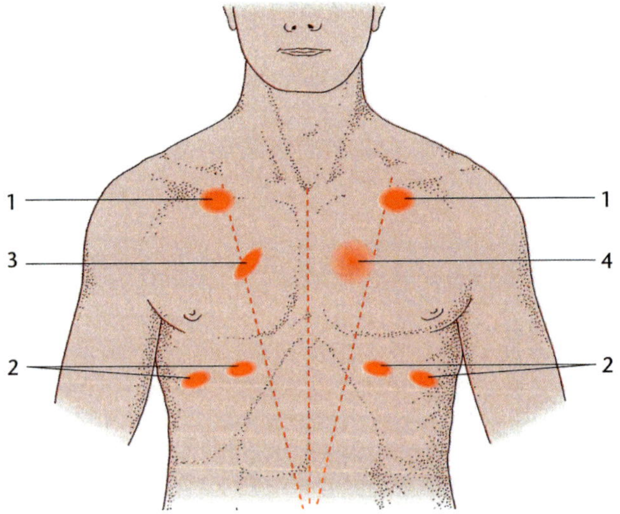

Abb. 8.2: *Thorakalbereich (Zahlen im Text erläutert)*

Seitlicher Lungen-Pleurabereich

Manchmal führen Pleurarestriktionen auch zu Wärmeprojektionen über dem Recessus costodiaphragmaticus (in Höhe der 10./11. Rippe).

Assoziierte Wirbelrestriktionen

Während Störungen im oberen Lungen-Pleurabereich meist mit Restriktionen oberer Wirbelgelenke (C7/Th1 bzw. 1./2. Rippe) verbunden sind, besteht bei Störungen im unteren Lungen-Pleurabereich eine Verbindung zu Restriktionen unterer Wirbelgelenke (Th11–12 bzw. Rippen, L1–2).

Emotionaler Bezug

Der emotionale Bezug von pleuropulmonalen Störungen ist viel undurchschaubarer als bei Magen oder Gallenblase. Wärmeprojektionen bzw. Restriktionen im Lungen-Pleurabereich scheinen mit sehr frühen Ereignissen im Leben verknüpft zu sein, vielleicht einem (körperlichen oder psychischen) Geburtstrauma, einer frühkindlichen Erkrankung o. ä.

Bei Wärmeausstrahlung über der oberen Pleuraaufhängung könnte ein emotionaler Bezug zu Traumata wie einem „Nackenschlag" (Peitschenschlagverletzung), einem Autounfall oder einem Sturz aus großer Höhe bestehen. In dem Fall ist die Wärmeprojektion schwächer und diffuser als bei mechanischen oder infektiösen Ursachen.

Bronchien

Über den Bronchien kann Wärme in Form von schräg nach unten ziehenden Bändern oder Streifen zu spüren sein, besonders intensiv über dem 2. und 3. Sternokostalgelenk. Sie stimmen mit dem Verlauf der Hauptäste überein (3 in Abb. 8.2). Störungen auf Ebene der Bronchiolen sind mit der MTD kaum festzustellen. Bei asymptomatischen Patienten könnte eine Wärmeprojektion über dem rechten Hauptbronchus auf eine Anfälligkeit für Allergien hinweisen.

Assoziierte Wirbelrestriktionen

Der 5. Brustwirbel (Th 5) wird den Bronchien zugeordnet. Bei Asthmapatienten findet man dort fast immer Restriktionen.

Plexus cardiacus

Von diesem oberflächlich gelegenen Plexus kann Wärme in einem 4 cm großen Kreis mit verwischten Grenzen ausstrahlen. Die Wärmeprojektion befindet sich links von der Mittellinie im Bereich des 2. und 3. Sternokostalgelenks bzw. der Rippenknorpel (4 in Abb. 8.2).

Emotionaler Bezug

Wärmeprojektionen an dieser Stelle können mit einer erstaunlichen Vielfalt von Gefühlen oder Gemütszuständen zusammenhängen: z. B. Liebe, Güte, Leidenschaft, Besitzdenken, Narzissmus, Verführung, Eifersucht, Freude, Exaltiertheit, Traurigkeit, Stolz, Arroganz, Selbstzweifel/-kritik, Angst, nicht anerkannt oder gemocht zu werden, Verlassenheitsgefühle usw.

Herz

Vom Herz strahlt fast an derselben Stelle Wärme aus wie über dem Plexus cardiacus, allerdings ist sie intensiver und der Bereich klarer umschrieben.

Herzklappen

Probleme an den Herzklappen machen sich durch kleine runde Wärmeprojektionen bemerkbar, die leicht mit denen über den Rippenknorpelgelenken verwechselt werden können. Typisch ist ihre Lage über der 2., 3., 5. und 6. Rippe (s. Abb. 8.3).

Koronararterien

Über verengten oder entzündeten Abschnitten der Koronararterien können schmale, gerade oder schräg nach unten verlaufende Bänder von Wärme zu spüren sein. Selbst bei liegendem Herzkatheter sind solche Wärmeprojektionen nur über einzelnen Gefäßabschnitten festzustellen.

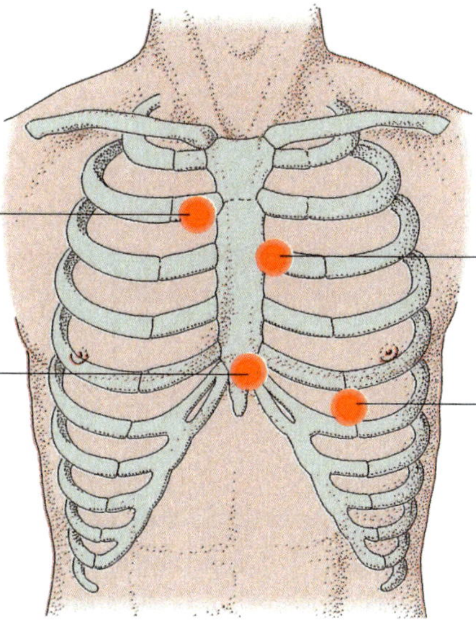

Abb. 8.3: *Herzklappen*

Über der rechten Koronararterie kann ein Band erscheinen, das am rechten Sternumrand entlangzieht und sich schräg von der 2. zur 4. Rippe erstreckt (1 in Abb. 8.4). Im Allgemeinen lässt sich nur der obere Teil dieser Arterie wahrnehmen.

Die Wärmeprojektion über der linken Koronararterie orientiert sich am Verlauf des Ramus interventricularis anterior. Meist handelt es sich um ein Band, das 2 cm vom linken Sternumrand an der 2. Rippe beginnt und 5–6 cm gerade nach unten zieht (2 in Abb. 8.4). Manchmal kann man darüber, in Nähe des 2. Sternokostalgelenks links, noch einen kleineren Querstreifen spüren, der die intensivste Wärme ausstrahlt.

Assoziierte Wirbelrestriktionen

Herzprobleme sind in erster Linie mit Restriktionen im Bereich von Th4 bzw. der linken Rippe verbunden, weniger häufig mit Restriktionen von C4–6 und der 1. Rippe links.

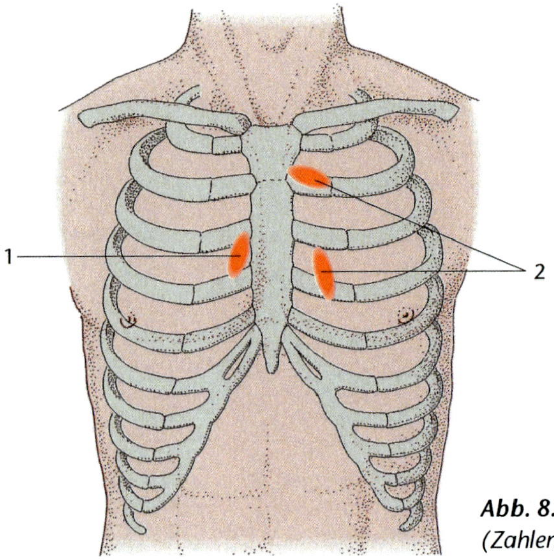

Abb. 8.4: *Koronararterien (Zahlen im Text erläutert)*

Brüste (Mammae)

Warzenhöfe (Areolae mammae)

Wärmeprojektionen in diesem Bereich hängen mit der Hormonaktivität während des Zyklus oder mit Spannungen der Brüste zusammen. Es handelt sich um ca. 3 cm große Kreise in Nähe der Mamillen, die nur selten weiter außen lokalisiert sind.

Wärmezonen auf beiden Mammae spiegeln eine intensive Hormonaktivität im Zyklus wider (1 in Abb. 8.5). Man findet sie meist bei „hyperöstrogenen" Frauen, deren Brüste sowieso regelmäßig auf Zysten oder Krebs untersucht werden sollten. Oft neigen sie auch zu HWS-/BWS-Problemen und zu Hautsymptomen. Emotional scheint es einen Zusammenhang mit stark beschützenden und mütterlichen Instinkten zu geben.

Strahlt nur von einer Brust Wärme aus (2 in Abb. 8.5), ist eine Entzündung oder Schwellung bzw. eine leichte Hormonstörung zu vermuten. In dem Fall sollte man auch das gleichseitige Ovar untersuchen (s. Kap. 10.4). Anlass zur Sorge sind kleine Wärmebezirke außerhalb der Warzenhöfe (3 in Abb. 8.5), die Verdichtungen des Gewebes anzeigen.

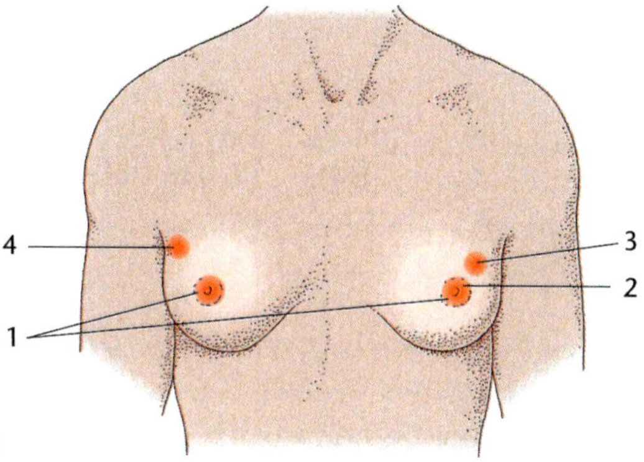

Abb. 8.5: *Brüste (Mammae)*

Achselhöhlen

Über den Achselhöhlen (Fossae axillares) wahrzunehmende Wärme (4 in Abb. 8.5) kann zweierlei bedeuten: Ein großer Bezirk ist normal, weil sich hier zwei Hautflächen berühren. Wenn sich die Wärmeprojektion jedoch in Brustnähe befindet, kleiner, wärmer und scharf begrenzt ist, könnte ein Achsellymphknoten pathologisch verändert sein.

Assoziierte Wirbelrestriktionen

Begleitend oder gelegentlich auch schon vor dem Auftreten einer Störung im Brustbereich kann die Beweglichkeit der unteren HWS eingeschränkt sein, ohne dass ein Trauma oder eine Gelenkerkrankung vorausgegangen wäre. Weniger häufig sind Störungen im Brustbereich mit Restriktionen von Th3–5 bzw. der entsprechenden Rippen kombiniert.

Emotionaler Bezug

Er lässt sich vor allem bei Frauen herstellen, die sehr an einem Familienmitglied oder einem anderen Menschen hängen oder die – sich selbst und anderen gegenüber – sich übertrieben vorsichtig und beschützend verhalten, als wollten sie mit anderen verschmelzen. Weitere Gründe könnten Traurigkeit, Kummer oder das Ende einer Beziehung sein.

Ösophagus

Die Wärmeprojektion über dem Ösophagus gleicht einem schmalen Streifen, der gerade nach unten verläuft, ca. 2 cm lang sein kann und nur über einem Teil des Ösophagus zu spüren ist (1 in Abb. 8.6). Kommt noch ein runder Wärmebezirk über dem Processus xiphoideus hinzu, deutet das auf eine Hiatushernie hin.

Assoziierte Wirbelrestriktionen

Ösophagusstörungen sind meist mit Restriktionen eines längeren Wirbelsäulenabschnitts (Th4–11) verbunden.

Mediastinum und Thymus

Störungen dieser beiden Strukturen sind selten, erst recht in der osteopathischen Praxis. Ein paar Fälle kenne ich zwar aus der Klinik, doch das reicht in keiner Weise zur Verallgemeinerung aus. Ich neige aber zu der Ansicht, dass ein Wärmebezirk über der Sternummitte, der zum rechten oder linken Bronchus hin ausstrahlt, vom Mediastinum ausgehen könnte (2 in Abb. 8.6). Wärmeprojektionen des Thymus müssten höher, etwa am oberen Sternumende, zu spüren sein (3 in Abb. 8.6).

8.2 Unterer Thorakalbereich

Er wird (nach meiner Unterteilung zu Beginn des Kapitels) oben rechts von der 5. Rippe, oben links von der 6. Rippe und unten vom Rippenbogenrand begrenzt.

Zwerchfell (Diaphragma)

Es kommt nur sehr selten vor, dass vom ganzen Zwerchfell Wärme ausstrahlt. Man kann mehrere schmale horizontale Streifen (ca. 2–5 cm lang) über Leber oder Magen wahrnehmen (1 in Abb. 8.6), die aber leicht mit Wärmeprojektionen über den Rippenknorpeln zu verwechseln sind.
Auslöser könnten Spasmen und Überanstrengung bei Patienten mit

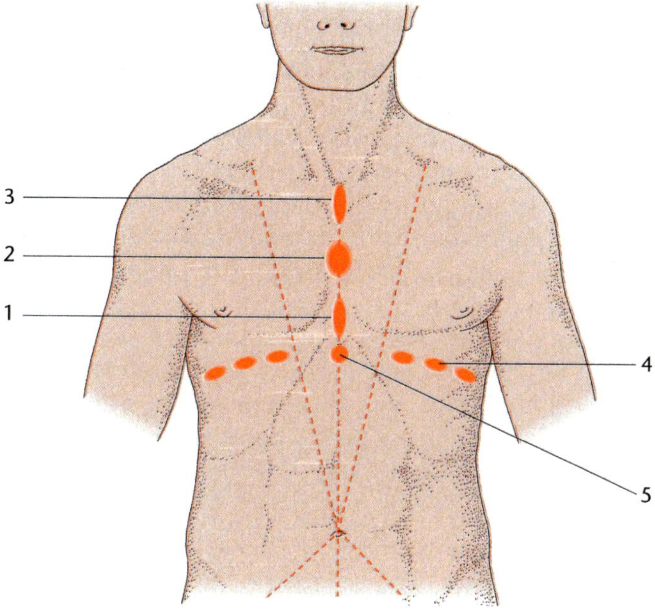

Abb. 8.6: *Unterer und mittlerer Thorakalbereich*

Atemwegserkrankungen sein. In Verbindung mit einer Wärmeprojektion über dem M. psoas deuten Wärmebezirke über dem Zwerchfell möglicherweise auf eine erhöhte Muskelkontraktilität hin. Bei Frauen mit einer Wärmeprojektion über dem Dünndarm könnten sie auch für eine Neigung zu Krämpfen (Spasmophilie) sprechen.

Kardiabereich (gastroösophagealer Übergang)

Bei Problemen in diesem Bereich kommt es über dem Processus xiphoideus oder leicht nach links versetzt zu 3–4 cm großen runden Wärmeprojektionen mit deutlichen Grenzen (5 in Abb. 8.6). Von Hiatushernien ausstrahlende Wärme ist intensiver, befindet sich an teilweise etwas höher gelegenen Stellen und weist gewöhnlich einen Zusammenhang mit Restriktionen von Th11 auf.

Gallenblase

Die ca. 2 cm große Wärmeprojektion dieses Organs ist klar abgegrenzt und befindet sich über der 9. oder 10. Rippe an der Stelle, wo sich die rechte Medioklavikular- und die Umbilikallinie mit dem unteren Rippenrand schneiden (1 in Abb. 8.7).

Je nachdem, ob sie sich weiter auf- oder abwärts ausdehnt, liegt eine Störung der intrahepatischen Gallenwege oder des Ductus choledochus vor. Von Gallensteinen geht nur Wärme aus, wenn sie die Gallenblasenwand reizen.

Wärmebezirke über der Gallenblase und einem Brustwarzenhof sprechen für eine hormonelle Störung, z. B. einen Östrogenüberschuss. Diese Patientinnen klagen oft über prämenstruelle Verdauungsstörungen, die mit Einsetzen der Blutung sofort nachlassen.

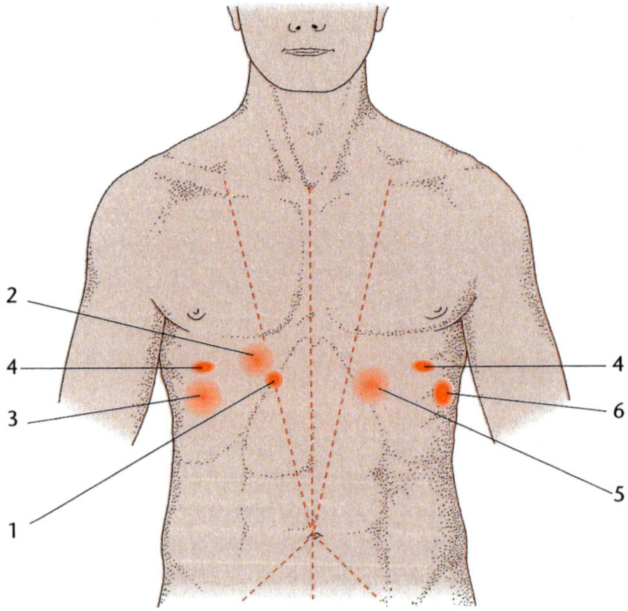

Abb. 8.7: *Unterer Thorakalbereich (Zahlen im Text erläutert)*

Assoziierte Wirbelrestriktionen

Funktionsstörungen der Gallenblase können mit Restriktionen von Hals- (C4–5 links) und Brustwirbeln (Th7–9 rechts) kombiniert sein. Die Betonung einer Seite ist typisch für akute Attacken (Koliken), doch im Laufe der Zeit wird die Restriktion symmetrisch. Bei einigen Gallenblasenerkrankungen können auch starke Schmerzen am unteren Ende des rechten Schulterblatts auftreten.

Emotionaler Bezug

Schon bei geringfügigen Angriffen auf das „oberflächliche Selbst" durch Langeweile, Frustration, Unzufriedenheit, Angst oder mäßigen Stress reagiert die Gallenblase gereizt. In dem Fall sind die Wärmebezirke zwar noch immer rund, aber ausgedehnter und verschwommener als bei rein körperlichen Ursachen.
Bei psychischen Spannungszuständen empfinden die Patienten manchmal unterhalb der Leber (zwischen Gallenblase und Processus xiphoideus) Druck, der sich durch Unbehagen oder Seitenstiche äußert. Nach den Abdominalbeschwerden kann sich eine Migräne entwickeln, zunächst auf der linken Seite (mit Druckschmerz hinter dem linken Auge), die sich dann aber rasch weiter ausbreitet (generalisiert).

Leber

Es erstaunt mich immer wieder, wie viele Ärzte funktionelle Leberstörungen ignorieren. Auf die Leber können sich ganz unterschiedliche Probleme auswirken. Ein erfahrener Untersucher erhält durch die Palpation der Leber eine Menge nützlicher Hinweise.

Intrahepatische Gallenwege

Wenn die Galleausscheidung eingeschränkt ist, weil die Galle schlecht fließt und/oder eingedickt ist, lässt sich über der Projektionsstelle der Gallenblase ein Wärmebezirk wahrnehmen (2 in Abb. 8.7). Er ist etwa so groß wie der Handteller des Patienten, mit verwischten Grenzen, und befindet sich meist rechts neben der rechten Medioklavikular-Umbilikallinie. Oft liegen auch erhöhte Serumspiegel von Cholesterin und Triglyzeriden vor.

Parenchym

Wärmeprojektionen bei Erkrankungen des Leberparenchyms (z. B. Hepatitis) sind ebenfalls verschwommen, aber mehr als handtellergroß, und befinden sich seitlich rechts über der Leber (3 in Abb. 8.7).

Aufhängung

Die Aufhängestrukturen parenchymatöser Organe können z. B. bei einem Autounfall oder einem Sturz auf den Rücken überdehnt oder verletzt werden. Wenn die Leber betroffen ist, findet man über einem (bzw. beiden) Lig. triangulare einen kleinen Wärmebezirk (4 in Abb. 8.7). Das Lig. triangulare sinistrum befindet sich in Höhe der 6. Rippe unter der Mamille, das Lig. triangulare dextrum an der Schnittstelle der Axillarlinie mit der 5. Rippe.
Häufig besteht ein Zusammenhang mit rechtsseitigen Restriktionen des 7. und 9. Kostovertebralgelenks oder von Halswirbeln (C5–6).

Rechte Kolonflexur

Hier kann rechts in Höhe der 9./10. Rippe ein Wärmebezirk zu spüren sein, der unterhalb der Leberparenchym-Projektion liegt und sich in Richtung des Colon transversum bzw. Colon ascendens über das Abdomen ausbreiten kann.

Assoziierte Wirbelrestriktionen

Leberprobleme sind oft mit Restriktionen von Th7–9 sowie von C5 (rechts) verbunden. Auch die Beweglichkeit der Rippen über der Leber kann eingeschränkt sein.

Emotionaler Bezug

Größere Belastungen des „tiefen Ich“ spiegeln sich oft in der Leber wider. Wärme über dem Leberparenchym kann typisch für Erschöpfungssyndrome (Asthenie) sein. Die Betroffenen leiden an chronischer Müdigkeit, Antriebslosigkeit, können sich nicht mehr begeistern bzw. das Leben genießen und reagieren auf jede Belastung mit Überforderung. Neben der körperlichen kann auch ihre psychische und geistige Energie beeinträchtigt sein. Zwar schaffen sie es noch, tägliche Routineaufgaben zu erledigen, doch etwas Neues oder Kreatives anzufangen sind sie kaum imstande. Umge-

kehrt kann sich eine psychogene Depression auch in Störungen des Leberparenchyms niederschlagen.
Die Leber reagiert auf quälende, „unerträgliche“ Schwierigkeiten, Wutanfälle und starke (reale oder eingebildete) Befürchtungen mit Wärmeprojektionen. Patienten mit hepatischen Störungen neigen zu Jähzorn, doch sobald ihr unkontrollierbarer Ärger explodiert ist, beruhigen sie sich rasch wieder. Die Leber wird dem „tiefen Ich“ zugeordnet, den Wurzeln der eigenen Persönlichkeit.

Magen

Die **Magenblase** erzeugt eine große Wärmeprojektion mit diffusen Grenzen links neben der linken Medioklavikular-Umbilikallinie in Höhe der 6./7. Rippe (5 in Abb. 8.7). Dass sie seitlich bis an die linke Brustwarze reicht, ist selten. Als mögliche Ursachen kommen Gastritis, Ulkus, Duodenitis, Reizmagen und Appendizitis in Frage.
Wenn die **Magenaufhängung am Zwerchfell** eine Restriktion aufweist, kann an der gleichen Stelle wie bei der Magenblase oder über dem linken Hiatusbereich Wärme zu spüren sein. Meist liegt eine mechanisch-funktionelle Störung vor, die z. B. auch den Kardiabereich oder ein Lig. gastrophrenicum mit einbeziehen kann.
Über der **linken Kolonflexur** kann ein runder Wärmebezirk vorhanden sein, der kleiner als die Wärmeprojektion über der Magenblase ist und sich etwas weiter superolateral befindet. Beide können leicht verwechselt werden. Dieser Wärmebezirk breitet sich oft in Richtung des Colon descendens auf dem Abdomen aus.
Mit Magenstörungen **assoziierte Restriktionen** treten meist links auf, z. B. an Th6 und 6. Rippe. Störungen im Kardiabereich sind eher mit rechtsseitigen Restriktionen verbunden, z. B. von Th11–12, L1 oder 7. Rippe.
Der **emotionale Bezug** wird in Kapitel 9.1 erläutert.

8.3 Lateraler Thorakalbereich

Die meisten Organe sind besser von vorne zugänglich. Doch unter bestimmten Bedingungen ist auch eine MTD im lateralen Thorakalbereich hilfreich.

Lungen

Ihre Wärmeprojektionen lassen sich von lateral kaum wahrnehmen. Wenn die Pleura betroffen ist, könnte über der 10./11. Rippe Wärme zu spüren sein.

Leber

Vom Leberparenchym könnte Wärme im Bereich der 7./8. Rippe ausgehen. Das lässt sich durch die oben beschriebene Wärmeprojektion auf der Vorderseite überprüfen.

Rechte Kolonflexur

Hier kann in Höhe der 9./10. Rippe Wärme zu spüren sein. Die Stelle befindet sich direkt unter der Wärmeprojektion des Leberparenchyms und ist ein bisschen kleiner.

Milz

Dass sie am schwierigsten mit der MTD zu beurteilen ist, weiß ich aus eigener Erfahrung und aufgrund von Messversuchen mit dem Telegerät. Der Grund dürfte darin liegen, dass strukturelle oder funktionelle Störungen der Milz äußerst selten vorkommen. Falls doch eine vorhanden ist, z.B. bei Morbus Hodgkin, strahlt sie deutlich erkennbar Wärme aus. Die Wärmeprojektion befindet sich linksseitlich über der 8. bis 10. Rippe und breitet sich noch 5–6 cm über den vorderen Thorax aus (6 in Abb. 8.7), manchmal auch in Richtung des Colon descendens. Wärmezonen über der Milz sind meist durch schwere Infektionen bedingt.

Assoziierte Wirbelrestriktionen und emotionaler Bezug

Funktionsstörungen der Milz sind meist mit linksseitigen Restriktionen des Kostovertebralgelenks von Th10 und der entsprechenden Rippen verbunden.
Unter emotionalen Aspekten lassen sich Milzstörungen nur schwer von Pankreasstörungen unterscheiden (s. Kap. 9.4).

Linke Kolonflexur

Ihre Wärmeprojektion befindet sich direkt unter der Milzstelle. Sie ist aber kleiner und breitet sich eher nach unten in Richtung des Colon descendens aus.

9 ABDOMEN

Wichtige Wärmeprojektionen finden sich über dem Abdomen in viel größerer Zahl als über anderen Körperregionen. Doch so komplex, wie es scheint, ist der Abdominalbereich gar nicht. Mit guten Kenntnissen der topografischen Anatomie hat man eine vernünftige Arbeitsgrundlage, um sich die Befundinterpretation bei der MTD zu vereinfachen. Da die meisten Wärmeprojektionen ziemlich nah beieinander liegen, sollte man lernen, sie anhand der Form und der Lage zu unterscheiden. Wenn z.B. rechts-paraumbilikal Wärme zu spüren ist, kann sie von Strukturen wie dem Sphinkter Oddi, vom Duodenum, Dünndarm oder der rechten Niere ausgehen.
In diesem Kapitel will ich beschreiben, über welchen Organen und Strukturen im Abdominalbereich am häufigsten Wärmeprojektionen auftreten und wie sie aussehen. Außerdem geben ich Tipps, wie sich diagnostische „Fallstricke" umgehen lassen.

9.1 Magen

Bezüglich der Magenblase s. Kap. 8.2.

Magenfundus

Da der obere Magenpol fast nie über die 6. Rippe hinausreicht, ist Wärme über dem Fundus meist in Höhe der 7.–9. Rippe zu spüren. Es ist eine große Projektion mit unscharfer Begrenzung (1 in Abb. 9.1), die sich üblicherweise unterhalb des unteren Thoraxrandes erstreckt und bei den meisten Magenstörungen, einigen anderen Verdauungsstörungen sowie bei Ängstlichkeit oder Überempfindlichkeit anzutreffen ist.

Magenkorpus

Über dem Magenkorpus können bei Störungen zwei unterschiedliche Wärmeprojektionen vorhanden sein:

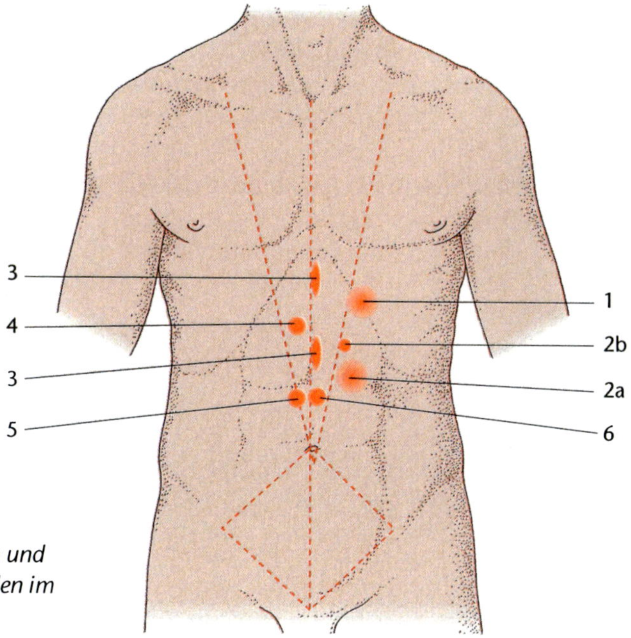

Abb. 9.1: *Magen und Duodenum (Zahlen im Text erläutert)*

- entweder eine ca. handtellergroße über dem linken Hypochondrium, wenige Zentimeter links von der Mittellinie und unterhalb der Magenblasenprojektion (2a in Abb. 9.1), die gewöhnlich mit einer nicht lokalisierbaren Störung (z. B. Magenkrämpfe) zusammenhängt,
- oder eine etwas höher (superomedial) gelegene punktförmige (2b in Abb. 9.1), die für eine lokale Entzündung oder Ulzeration spricht. Meist strahlt dann auch der Sphinkter Oddi noch Wärme aus.

Bei manchen Patienten können auch beide gleichzeitig vorkommen.

Kleine Kurvatur (Curvatura minor)

Die kleine Kurvatur des Magens befindet sich links direkt neben der Mittellinie und kann Wärme in Form kleiner Punkte oder schmaler senkrechter Streifen ausstrahlen (3 in Abb. 9.1). Es ist wichtig, sie von anderen Wärmeprojektionen im oberen Epigastrium abzugrenzen. Eine Wärmeprojektion in Nähe des Processus xiphoideus, die sich in der Medianlinie oder etwas rechts davon bis zum Thorax ausbreiten kann, spricht für eine Hiatushernie. Bei einem Ulkus kommt es zu punktförmigen Wärmebezirken über der kleinen Kurvatur und fast immer auch zu einer Wärmeprojektion über dem Sphinkter Oddi.

Antrumbereich

Die Lage des Antrums ist sehr veränderlich und kann vom Nabel bis hinunter zur Symphyse variieren. Seine Wärmeprojektion gleicht einem 3–4 cm großen Kreis mit verschwommenen Grenzen im Bereich der Mittellinie, wobei die Höhe von der Position des Antrums abhängt. In Nähe der Symphyse ist ein Magentiefstand (Gastroptose) zu vermuten, bei dem oft auch vom Pylorus Wärme ausgeht.

Pylorusbereich

Die kreisförmige, ca. 2 cm große Wärmeprojektion des Pylorus befindet sich 4–5 Finger breit über dem Nabel knapp rechts von der Mittellinie (4 in Abb. 9.1) und ist typisch für ein Ulkus (im Magen oder angrenzenden Duodenum) oder für Ängste.

Assoziierte Wirbelrestriktionen

Magenprobleme sind oft mit linksseitigen Restriktionen von C5–6, Th6 oder der 6. Rippe verbunden.

Emotionaler Bezug

Unter emotionalen Aspekten wird der Magen dem „sozialen/beruflichen Selbst" zugeordnet, das unsere Beziehung zur Gesellschaft und zu den Menschen in unserem Umfeld verkörpert. Normalerweise ist es bei Männern stärker ausgeprägt als bei Frauen. Es hat nichts mit dem wahren Charakter, dem „tiefen Ich" und der Grundstruktur der Persönlichkeit zu tun, sondern mit dem Bild, das wir anderen von uns vermitteln (wollen). Darin kann sich das Bedürfnis nach Anerkennung widerspiegeln, aber auch Kreativität, Stolz, Ehrgeiz, Narzissmus, Hyperaktivität, Aggressivität, autoritäre Züge, Groll, ein Gespür für soziale Ungerechtigkeit, Schuldbewusstsein und ein überhöhtes oder mangelndes Selbstwertgefühl.

Wer nicht mehr richtig zwischen seiner (privaten) Persönlichkeit und seinem „beruflichen Selbst" unterscheiden kann, wird in Schwierigkeiten geraten. Ärzte z. B. sollten aufhören, sich wie Ärzte zu verhalten, sobald sie nicht mehr im Dienst sind, d. h. es unterlassen, auch privat noch Diagnosen zu stellen bzw. ihre Sprechstunde abzuhalten.

Im Unterschied zur Gallenblase reagiert der Magen auf stärkere Belastung (Stress), z. B. durch kurz- bis mittelfristige Befürchtungen. Dazu ein konstruiertes Beispiel:

Ein Mann muss zusehen, wie ein Kollege eine verantwortungsvolle Position bekommt, die er seiner Meinung nach selbst verdient hätte. Doch die Regeln der Höflichkeit verbieten ihm, über seinen beruflichen Frust zu sprechen. Stattdessen staut sich Groll in ihm auf. Wenn dann noch das Gefühl hinzukommt, weniger wert als andere zu sein, können erst Magenschmerzen und später vielleicht ein Ulkus entstehen.

Verglichen mit anderen Organen reagiert der Magen ziemlich schnell auf Stress. Zu meiner Überraschung habe ich Fälle erlebt, in denen sich sogar bei ganz kleinen Kindern ein Stressulkus entwickelte, wenn sie ins Krankenhaus mussten und von ihrer Familie getrennt wurden. Denken wir daran, dass „das Kind der Vater des Mannes" ist, wie Paul Valery es auf den Punkt gebracht hat.

Stark vereinfacht könnte man sagen, dass der Magen das Organ der Erscheinungsformen und die Leber das Organ des Wesens ist. Vielleicht erklärt das, weshalb vor allem jüngere Männer, die Karriere gemacht haben und einen hohen sozialen Status genießen oder sich „auf der Überholspur" zum beruflichen Erfolg befinden, häufig an Magenerkrankungen leiden.

9.2 Duodenum

Dieser obere Teil des Dünndarms schließt an den Pylorus an und reicht bis zum Jejunum.

Pylorusnaher oberer Teil des Duodenums

Die Wärmeprojektion über diesem Bereich stimmt im Wesentlichen mit der über dem Pylorus überein (4 in Abb. 9.1), kann sich aber unterhalb der Gallenblase (inferomedial) und etwas näher zum rechten Rippenrand befinden.

Sphinkter Oddi

Seine Wärme projiziert sich drei Finger breit über dem Nabel auf die rechte Medioklavikular-Umbilikallinie (5 in Abb. 9.1). Es handelt sich um einen kleinen rundlichen, gut spürbaren Wärmebezirk von 1,5 cm Durchmesser.

Pankreatische oder biliäre Störung

Vom Sphinkter Oddi ausstrahlende Wärme kann mit einer funktionellen Störung des exokrinen Pankreas zusammenhängen, deren Symptome sich nur schwer von Leberbefunden abgrenzen lassen. Sie könnte aber auch von den extrahepatischen Gallenwegen ausgehen, z. B. bei Störungen wie Galleneindickung (erhöhte Viskosität) oder Gallengrieß (Mikrolithiasis).

Gastroduodenale Störung

Auch bei Magen- oder Duodenalulzera kann es zu einer Wärmeprojektion über dem Sphinkter Oddi kommen. Vielleicht liegt aber auch ein Sphinkterspasmus bzw. eine Entzündung zugrunde.

Unterer Teil des Duodenums (Übergang zum Jejunum)

Seine Wärmeprojektion befindet sich drei Finger breit über dem Nabel auf der linken Medioklavikular-Umbilikallinie (6 in Abb. 9.1) und ist damit genau symmetrisch zur Wärmeprojektion des Sphinkter Oddi auf der rechten Seite. Es ist ein runder, ca. 1,5 cm großer Wärmebezirk, in dem sich eine Magenstörung wie Hyperazidität oder ein Dumping-Syndrom (vorzeitige Entleerung) bzw. ein duodenojejunaler Reflux widerspiegeln kann.
Man sollte sie nicht mit einer Wärmeprojektion über der rechten Niere verwechseln, die viel größer ist und weiter superior liegt.

Assoziierte Wirbelrestriktionen

Duodenale Störungen sind häufig mit Restriktionen des 7. Brustwirbels (Th7) bzw. des rechten Kostovertebralgelenks (7. Rippe) verbunden.

Emotionaler Bezug

Hier bestehen ähnliche Zusammenhänge wie beim Magen, nur dass als Auslöser eher eine chronische bzw. intensive Belastungssituation zu sehen ist. Anders ausgedrückt: Während eine soziale oder berufliche Frustration von kurzer oder mittlerer Dauer eher den Magen angreift, wirkt sich eine stärkere und/oder länger bestehende Frustration wahrscheinlich eher auf das Duodenum aus.

9.3 Jejunum und Ileum

Die Wärmeprojektionen des mittleren (Jejunum) bzw. unteren Dünndarmabschnitts (Ileum) sind mehr als handtellergroß, diffus und üblicherweise zwischen Nabel und Symphyse gelegen (1 in Abb. 9.2). Ihr Vorhandensein lässt eine unspezifische Funktionsstörung des Dünndarms (mit Spasmen und Gasbildung) oder eine

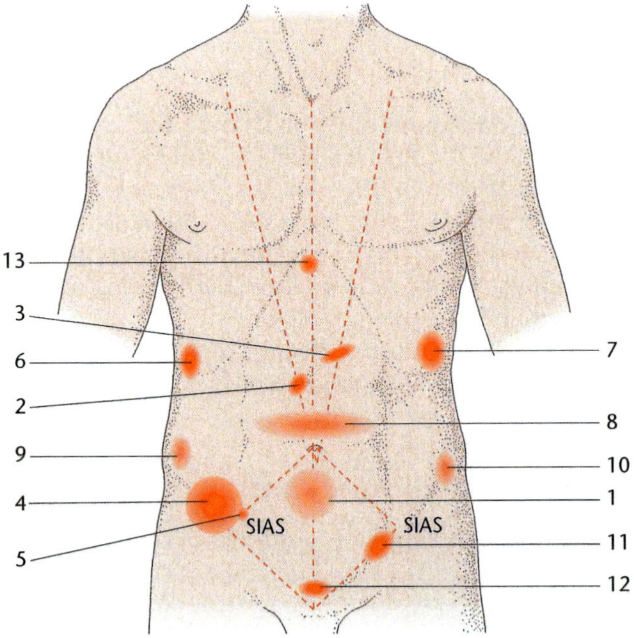

Abb. 9.2: *Pankreas und Darm (Zahlen im Text erläutert)*

Entzündung vermuten. Bei Kindern kann auch nach Impfungen eine Wärmestrahlung zu spüren sein.
Deutlich abgegrenzte, kleine runde Wärmebezirke, die man hier gelegentlich auch findet, könnten bedeuten, dass eine lokale Entzündung (aufgrund einer Torsion, Ulzeration, Infektion oder Bauchoperation) oder eine Spasmophilie (muskuläre Tetanie oder spastische Muskelerkrankung) besteht.

Assoziierte Wirbelrestriktionen

Dünndarmstörungen (Jejunum und Ileum) sind mit Restriktionen von Th10, weniger häufig auch mit Restriktionen von Th12 bzw. L1 assoziiert.

Emotionaler Bezug

Auf die emotionalen Aspekte gehe ich im Zusammenhang mit dem Dickdarm (s. Kap. 9.5) ein.

9.4 Pankreas

Die Wärmeprojektion des Pankreas gleicht im Allgemeinen einem ca. 4–5 cm langen Band, das aus der Nähe des Sphinkter Oddi schräg nach oben in Richtung des linken Rippenrands zieht, in Höhe der 10. Rippe.

Exokrines Pankreas

Bei funktionellen Störungen des exokrinen Pankreas kommt es zu einer Wärmeprojektion über dem Sphinkter Oddi (2 in Abb. 9.2).

Endokrines Pankreas

Seine Wärmeprojektion entspricht eher der Lage von Pankreaskörper und -schwanz und befindet sich näher am Rippenbogen (3 in Abb. 9.2). Sie kann mit Diabetes, verschiedenen Lungen- oder Hauterkrankungen sowie mit ausgeprägten Allergien zusammenhängen.

Assoziierte Wirbelrestriktionen

Meine Erfahrung mit Diabetespatienten hat gezeigt, dass Pankreasstörungen am häufigsten mit Restriktionen des 9. Brustwirbels (Th9) verbunden sind. Funktionsstörungen des Pankreas können aber auch Schulterschmerzen auslösen, und zwar links an der Insertionsstelle des M. levator scapulae.

Emotionaler Bezug

Eine Wärmeprojektion des Pankreas ist mir vor allem bei Menschen aufgefallen, die unter Stress standen und Mühe hatten, ihn zu bewältigen oder abzubauen. Beispiele sind Gewalterfahrung, das Zerbrechen einer Beziehung oder der Familie, schweres Unrecht oder der (v. a. gewaltsame) Tod eines nahen Menschen; auch Traurigkeit, Depressionen, Kummer, Rückzug, geringes Selbstwertgefühl, Misstrauen oder Paranoia. Manche Patienten glauben, dass ein Fluch auf ihrer Familie liegt oder dass sie leiden müssen, weil es bereits bei ihren Eltern so war.

9.5 Dickdarm

Zäkum

Von ihm strahlt Wärme in Form eines Kreises oder Bandes – von der Größe des Daumenballens – aus und projiziert sich seitlich neben der ileozäkalen Stelle auf die rechte Spina iliaca anterior superior (4 in Abb. 9.2). Es scheint eine Verbindung zu Stoffwechselstörungen (falsche Ernährung, zu viel tierisches Eiweiß oder Zucker) bzw. zu rechtsseitigen Lenden-, Ischias- oder Knieschmerzen zu geben.

Ileozäkalbereich

Seine Wärmeprojektion ist kreisförmig, ca. 1 cm groß, deutlich begrenzt und befindet sich medial bzw. superomedial von der rechten Spina iliaca anterior superior (5 in Abb. 9.2). Sie könnte auf eine Hyperazidität des Ileums oder eine falsche Ausrichtung des Ileozäkalbereichs hindeuten, z. B. wenn er durch Adhäsionen nach einer Appendektomie oder einem anderen Eingriff unter Zugspannung steht.

Appendix

Der „Wurmfortsatz“ hat eine sehr variable Lage, doch am häufigsten lässt sich über dem McBurney-Punkt eine Wärmeprojektion feststellen. Dieser Punkt befindet sich in Nähe des Ileozäkalbereichs auf dem ersten Drittel der Verbindungslinie zwischen rechter Spina iliaca anterior superior und Nabel.
Eine der ersten Studien zur Thermografie mit einem Telemessgerät wurde von Dr. Bruno Roche in der Schweiz (Kantonsspital der Universität Genf) durchgeführt. Er untersuchte 109 Kinder mit akuten Abdominalschmerzen. Das Gerät entdeckte Wärmeprojektionen mit einer Sensitivität von 96 %, die Spezifität betrug 76 %.
Ein Wärmebezirk über dem Appendix bedeutet nicht, dass definitiv eine (akute oder chronische) Appendizitis vorliegt, sondern kann auch Ausdruck einer Lymphadenitis oder einer Ileitis terminalis sein. In diesen Fällen haben die Patienten oft keine anderen Beschwerden als stechende Schmerzen im Rücken und Knie. Bei einer Lymphadenitis kann es noch an anderen Stellen Wärmeprojektionen geben (z. B. über der Leber, Lunge, Radix mesenterii) als Zeichen für die Schwierigkeiten, die der Körper mit seinen Abwehrkräften hat.
Eine Lymphadenitis tritt häufig im Alter von 10 Jahren auf und ist möglicherweise immunologisch bedingt. In diesem Alter werden auch die meisten Appendektomien durchgeführt – davon sind schätzungsweise 40 % unnötig.

Kolonflexuren

Sie wurden bereits in Kapitel 8.3 erwähnt, weil sich Wärme, die von ihnen ausgeht, zum Teil auf den unteren Thorax und zum Teil auf das obere Abdomen projiziert. Die Wärmeprojektion der Flexura coli dextra (6 in Abb. 9.2) befindet sich in Höhe der 9./10. Rippe, die der Flexura coli sinistra liegt etwas höher (8. Rippe) und lateraler (7 in Abb. 9.2).
Man könnte den Wärmebezirk über der rechten Kolonflexur leicht mit dem über der Leber verwechseln bzw. den Wärmebezirk über der linken Kolonflexur mit dem über der Magenblase oder über der Milz. Eine gute Möglichkeit zur Unterscheidung ist die Richtung der

Wärmeprojektion. So zieht z. B. die Wärmeprojektion der rechten Kolonflexur hinter dem unteren Rippenbogen nach unten, während das bei der Leber fast nie der Fall ist.

Colon transversum

Von dieser äußerst beweglichen Struktur kann Wärme ausstrahlen, die als Band oder handbreiter Kreis mit verwischten Grenzen über dem Nabel zu spüren ist (8 in Abb. 9.2). Aufgrund der Lage kann man sie von der Wärmeprojektion des Dünndarms (unter dem Nabel) unterscheiden und aufgrund ihrer Ausdehnung nach rechts über die Mittellinie von der Wärmeprojektion des Magens.

Colon ascendens und descendens

Über ihnen ist rechts bzw. links auf dem Abdomen ein 4–5 cm langes, senkrechtes Wärmeband zu spüren (9 und 10 in Abb. 9.2). Beide Bänder sind eher fleckförmig als durchgehend warm und können auf ähnliche Erkrankungen hinweisen wie die Wärmeprojektion über dem Zäkum – zusätzlich vielleicht noch auf eine Divertikulose oder Polypose.

Colon sigmoideum

Seine Wärmeprojektion besteht in einem 4–5 cm langen, schräg nach unten gerichteten Band auf der Verbindungslinie zwischen linker Spina iliaca superior anterior und Symphyse (11 in Abb. 9.2). Die Wärme, die von ihm ausstrahlt, ist ähnlich wie über dem Zäkum manchmal sehr intensiv und kann 2–3 °C über der Temperatur anderer Organe liegen. Der Wärmebezirk kann sich nach oben (zum Colon descendens) oder unten (Rektum) weiter ausdehnen.
Ursachen der Hyperthermie könnten Obstipation, eine venöse Stauung, Hämorrhoiden, eine Sigmoiditis, ein Tumor, linksseitige Kreuzschmerzen oder eine lumbosakrale Überlastung sein. Interessant ist, dass eine Wärmeprojektion des Sigmas fast immer gemeinsam mit einer über der Leber vorkommt, vielleicht weil sie durch das Pfortadersystem miteinander verbunden sind.

Rektum

Obwohl das Rektum zu den wärmsten Bereichen im Körperinneren gehört, ist seine Hautprojektion nicht sehr warm. Sie ist annähernd kreisförmig, über der Symphyse gelegen und strahlt in Richtung des Sigmas aus (12 in Abb. 9.2). Mit einem Durchmesser von 4–5 cm ist sie deutlich kleiner als die Wärmeprojektion von Uterus und Harnblase, aber größer als die der Zervix bzw. Prostata und spricht für eine Störung durch Hämorrhoiden oder einen Tumor. Das Rektum steht mit dem Sakrokokzygealbereich in Verbindung.

Assoziierte Wirbelrestriktionen

Dickdarmstörungen gehen überwiegend mit Restriktionen im oberen Lumbalbereich (Th12, L1–2) einher. Colon ascendens, Zäkum und Appendix sind mit dem rechten Sakroiliakalgelenk verbunden, Colon sigmoideum und Rektum mit dem linken.

Emotionaler Bezug (Dick- und Dünndarm)

Der Dünndarm reagiert schneller und stärker auf emotionale Einflüsse als der Dickdarm, doch wenn ich hier von „Darm" spreche, beziehe ich mich auf beide.

Funktionsstörungen des Darms kommen bei Frauen häufiger vor; das Gleiche gilt möglicherweise auch für die Rolle der Gefühle. In diesem Zusammenhang könnte man den Darm eher als „weiblich" und den Magen als „männlich" ansehen.

Der Darm ist das Organ für chronische Somatisierungen, Frustrationen oder Stress. Im Allgemeinen schlägt sich kürzer einwirkender Stress auf die Gallenblase oder den Magen und länger einwirkender auf den Darm nieder.

„Darmpatienten" leiden oft an Logorrhö, d. h. sie reden viel und schnell, als stünden sie unter Druck. Mit ihrem ungehemmten Rededrang wollen sie Ängste überspielen. Sie unterhalten sich gern über Krankheiten mit Darmbeteiligung und widmen regelmäßigem Stuhlgang entsprechend viel Aufmerksamkeit.

Ich konnte auch ein überprotektives Verhalten von „Darmpatienten“ gegenüber ihrer Familie beobachten. Wenn eine solche Patientin Kinder hat, wird die Mutterrolle groß geschrieben. Sie ist wie eine Glucke zu ihren Kindern, mit gesteigertem Interesse an ihrem Stuhlgang, und geradezu versessen darauf, sich um sie zu kümmern und sie zu überwachen. In einer Paarbeziehung verhält sich die „Darmpatientin“ sehr dominant und will ihren Partner genauso beschützen wie eine Mutter ihr Kind. Auf Fragen an den Mann wird sie für ihn antworten.

Diese Frauen neigen zu hysterischen oder hypochondrischen Auftritten, wenn sie mit dramatischen Worten und Gesten ihre Beschwerden schildern. Aus dem Wunsch nach Zuwendung fordern sie ständig, sie auch deutlich und im Übermaß gezeigt zu bekommen. Die wahren Bedürfnisse der anderen sind ihnen nicht richtig bewusst. Beispielsweise wird eine überprotektive und dominierende Mutter bzw. Frau ihre Kinder bzw. ihren Mann nicht wirklich kennen, möchte selbst aber geliebt und anerkannt werden.

9.6 Plexus coeliacus (Solarplexus)

Dieser Plexus befindet sich prävertebral vor und seitlich der Aorta an der Stelle, wo der Truncus coeliacus sowie die A. mesenterica superior und die Aa. renales entspringen. Seine Wärme projiziert sich in einen ca. 2 cm großen Bezirk mit verschwommenen Grenzen, der zwischen den Wärmeprojektionen des Processus xiphoideus und der Gallenblase gelegen ist (13 in Abb. 9.2). Das kommt häufiger bei erregten oder gekränkten Patienten vor.

9.7 Nieren

Bei Nierenerkrankungen ist eine intensive Wärmeprojektion auf der Bauchseite zu spüren. Infektionen führen meist zu strukturellen Nierenschäden. Es gibt aber auch funktionelle oder emotional verursachte Nierenstörungen.

Wegen der Leber befindet sich die rechte Niere weiter unten als die linke.

Rechte Niere

Ihre Wärmeprojektion ist ein verschwommener Halbkreis (mit dem Bogen nach unten), etwa halb so groß wie der Handteller, und befindet sich rechts von der Mittellinie, ein paar Zentimeter über dem Nabel (1 in Abb. 9.3). Er entspricht dem unteren Teil der Niere. Bei einer schweren Infektion ist meist auch über dem oberen Teil der Niere Wärme zu spüren.
Wärmeprojektionen der rechten Niere gehen häufig mit einer Störung der intrahepatischen Gallengänge oder des Leberparenchyms (und einer entsprechenden Wärmeprojektion über der Leber) einher. Sie können aber auch durch einen Tiefstand (Ptose) der Niere bedingt sein. In dem Fall verlagert sich der Wärmebezirk nach unten und dehnt sich bis unterhalb des Nabels aus.

Linke Niere

Ihre Wärmeprojektion sieht ähnlich aus wie die der rechten Niere, hat den gleichen Abstand zur Mittellinie, liegt aber höher (2 in Abb. 9.3) und ist oft superolateral des duodenojejunalen Übergangs zu spüren. Sie kann mit genitalen Durchblutungsstörungen verbunden sein. Es sei daran erinnert, dass die V. spermatica bzw. die V. ovarica links in die V. renalis und rechts in die V. cava inferior mündet.
Wärme über **beiden Nieren** war bei Stoffwechselstörungen (durch falsche Ernährung), Hypercholesterinämie, erhöhtem Harnsäurespiegel, Muskelproblemen, akuten oder rezidivierenden Rückenschmerzen, Hypertonie und starker Müdigkeit zu beobachten.

Ureter

Über dem Ureter kommt es nur bei Steinbildung oder ureterovesikalem Reflux zu einer Wärmeprojektion. Ein Harnleiterstein z. B. strahlt punktförmige, sehr intensive Wärme aus, die man rechts oder links neben der Mittellinie spüren kann (3a in Abb. 9.3). Ein Nierenbeckenstein erzeugt 3–4 Querfinger unter dem Processus xiphoideus einen 1–1,5 cm großen Wärmebezirk seitlich der Mittellinie (3b in Abb. 9.3).

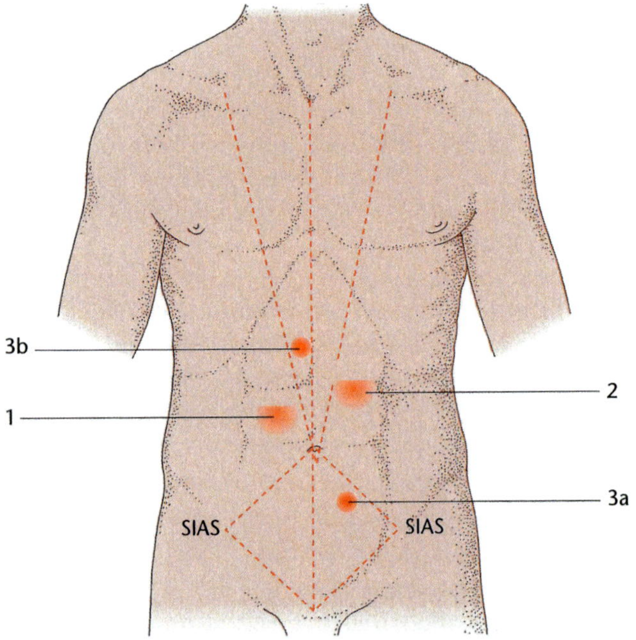

Abb. 9.3: *Obere Harnwege (Zahlen im Text erläutert)*

Die Wärmeprojektion bei ureterovesikalem Reflux ist ein kleiner Kreis unterhalb der Beckenkammlinie (Verbindungslinie zwischen rechter und linker Spina iliaca anterior superior), der sich ca. 2 Finger breit von der Mittellinie befindet.

Assoziierte Wirbelrestriktionen

Nierenprobleme sind mit Restriktionen der unteren Brust- (Th7–11) und oberen Lendenwirbel (L1–2) assoziiert.

Emotionaler Bezug

Wärmeprojektionen beider Nieren haben unter emotionalen Gesichtspunkten keine Bedeutung, während die Zuordnung bei der rechten und linken Niere ganz unterschiedlich ist.

Rechte Niere

In ihr schlagen sich starke Gefühle wie Ärger oder Frustration sowie Erlebnisse, die für die Leber „zu emotional" gefärbt sind, nieder – einschließlich tiefer Ängste, die bis in die frühe Kindheit zurückreichen. Die rechte Niere kann aber auch den Wunsch zu dominieren widerspiegeln, verbunden mit einer paradoxen Furcht vor diesem Wunsch. Ängste können außerdem durch Wut, Impulsivität oder unkontrolliertes Verhalten zum Ausdruck kommen.

Linke Niere

Diesem Organ werden Geschlechtsrolle (gender), Sexualität und Libido zugeordnet. In emotional gefärbten Wärmeprojektionen könnte sich eine Hemmung oder Unterdrückung genitaler Bedürfnisse widerspiegeln, sie müssen aber nicht unbedingt Zeichen von Frigidität oder Impotenz sein. Geschlechtsrolle und Sexualität sind so komplexe Themen, dass wir eher von Möglichkeiten als von der Umsetzung sprechen sollten. Ein Mann, der seine Sexualität nicht auslebt, ist zumindest potenziell dazu imstande; und eine kinderlose Frau könnte theoretisch Mutter werden.

Die linke Niere ist auch betroffen, wenn starke Repressionen oder Hemmungen die persönliche Entwicklung einschränken. Hier zeigt sich die Urkraft des Seins: Nicht nur das Leben, das einem geschenkt wurde, sondern auch das Leben, das man weitergibt, wird von der linken Niere gespiegelt – sie ist Teil der Wurzeln unserer Existenz. Bei ernsten Störungen der linken Niere fühlt man sich richtig krank. Vielleicht sind die Betroffenen deshalb oft unangemessen aggressiv oder unzufrieden mit ihrem Leben und leidend. Auch die Angst vor dem eigenen Tod kann sich in der linken Niere niederschlagen.

10 BECKEN

In diesem Kapitel geht es um die Organe im Urogenitalbereich. Die Nieren, die im Bauchraum liegen, sind in Kapitel 9.7 beschrieben.

10.1 Harnblase

Die von der Harnblase ausgestrahlte Wärme ist weniger intensiv als die Wärmeprojektion des Uterus (mit der sie leicht verwechselt werden kann) und sehr viel undeutlicher zu spüren als die Wärme über Ovarien und Zervix. Höchstwahrscheinlich ist sie nur bei einer schweren Zystitis zu bemerken. In dem Fall handelt es sich um einen 6–8 cm großen, unscharf begrenzten Kreis in der Nähe der Symphyse (1 in Abb. 10.1).

Assoziierte Wirbelrestriktionen

Blasenprobleme sind meist mit Restriktionen von Th11 bzw. L3 verbunden.

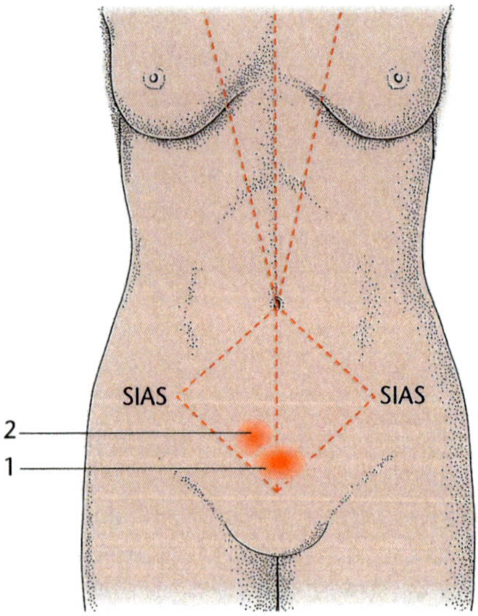

Abb. 10.1: *Harnblase und Uterus (Zahlen im Text erläutert)*

10.2 Uterus

Uterus und Blase lassen sich bei der MTD nur schwer unterscheiden. Die Wärmeprojektion des Uterus kann bis zu 10 cm groß sein, ist aber sehr variabel in Bezug auf ihre Lage und Form. Am häufigsten ist sie knapp über der Symphyse und rechts neben der Mittellinie zu finden (2 in Abb. 10.1). Je nach Uterusposition kann sie aber auch auf der Mittellinie oder links davon liegen.
Über Uterusfibromen fühlt sich die Haut bei der MTD immer warm an, obwohl sie in Wirklichkeit kühler als die Umgebung ist, wie Messungen mit Wärmesonden ergeben haben.
Zu Beginn einer Schwangerschaft kann dicht über der Symphyse ein kurzer (2–3 cm) Streifen Wärme zu spüren sein. Er entspricht der Cervix uteri und verschwindet mit fortschreitender Schwangerschaft.

Assoziierte Wirbelrestriktionen

Uterusprobleme können mit Restriktionen von L3–5 sowie des Sakrums und Steißbeins (Coccyx) verbunden sein.

10.3 Zervix

Die Wärmeprojektion der Cervix uteri ist ein ca. 2 cm großer, deutlich begrenzter Kreis und befindet sich (genauso wie die Wärmeprojektion der Prostata beim Mann) direkt über der Symphyse links von der Mittellinie (1 in Abb. 10.2). Sie spricht für eine mechanische Störung der Ligg. sacrouterina, für eine Erkrankung oder für ein Intrauterinpessar („Spirale“).

Assoziierte Wirbelrestriktionen

Wie beim Uterus sind auch pathologische Veränderungen der Zervix mit Restriktionen von L5 (meist links), Sakrum und Steißbein (Coccyx) verbunden. Wenn das Steißbein beteiligt ist, reagiert es bei der Mobilisierung nach anterior stark berührungsempfindlich.

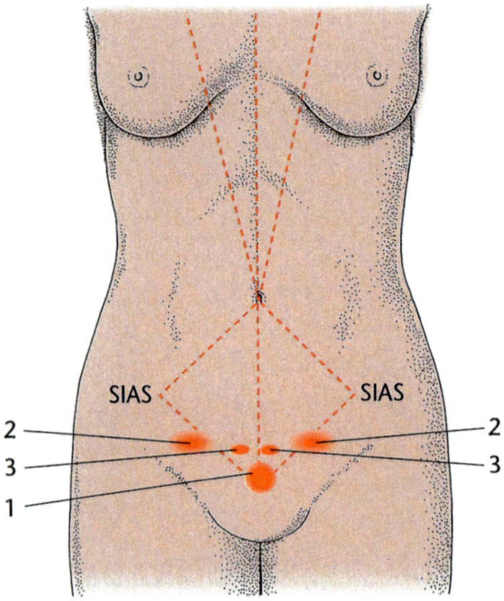

Abb. 10.2: *Genitalbereich (Zahlen im Text erläutert)*

10.4 Ovarien

Ihre Wärmeprojektionen sind ca. 3 cm große, gut abgegrenzte Kreise, die jeweils knapp unter dem Mittelpunkt einer Verbindungslinie von der rechten bzw. linken Spina iliaca anterior superior zur Symphyse liegen (2 in Abb. 10.2). Sie deuten auf eine gesteigerte Hormonaktivität hin. Gewöhnlich ist ein Ovar (häufiger das rechte) hormonell aktiver und somit wärmer als das andere. Während der Ovulation strahlt z. B. von dem Ovar, aus dem der Follikel „springt", Wärme aus.

Hängt die Wärmeprojektion eines Ovars nicht mit dem Eisprung oder erhöhter hormoneller Aktivität zusammen, könnte eine entzündliche Schwellung oder ein Tumor der Grund sein. Wenn gleichzeitig eine Wärmeprojektion der Brustwarze vorhanden ist, spricht das für eine Störung des hormonellen Gleichgewichts.

Zu Wärmeprojektionen über beiden Ovarien kann es in der prämenstruellen Phase kommen. Sie sind Ausdruck einer Kongestion im kleinen Becken, die mit Varizen, eingeschränkter Lymphdrainage und einer Stauung der Beinvenen verbunden sein kann. Bei Wärmeprojektionen über beiden Ovarien und beiden Brustwarzen ist eine starke Hormonaktivität, eventuell mit emotionaler Komponente, zu vermuten.

Assoziierte Wirbelrestriktionen

Bei Störungen eines Ovars finden sich oft gleichseitige Restriktionen von L3 bzw. L5 oder des Sakroiliakalgelenks sowie Ischias- oder Knieschmerzen.
Störungen beider Ovarien können mit einer lumbosakralen Bewegungseinschränkung, akuten Kreuzschmerzen und einer Ischialgie verbunden sein, vor allem in der prämenstruellen Phase.

10.5 Eileiter (Tubae uterinae)

Ihre Wärmeprojektionen sind entweder winzige, millimetergroße Punkte oder 1–2 cm kurze, millimeterbreite, quer verlaufende Bänder, die näher zur Mittellinie liegen als die Wärmebezirke der Ovarien (3 in Abb. 10.2). Punkte sprechen eher für eine mechanische Störung mit Einengung der Tubenlichtung, die Bänder dagegen für eine Entzündung bzw. Infektion.
Ob es assoziierte Wirbelrestriktionen gibt, ist nicht ganz klar; wenn ja, dürften es dieselben wie bei den Ovarien sein.

10.6 Vagina

Dass von ihr Wärme ausstrahlt, kommt nur selten vor, z.B. bei einer Infektion oder liegendem Tampon. Dann spürt man einen 2–3 cm langen, vertikalen Streifen Wärme über dem unteren Teil der Symphyse.
Vaginale Störungen sind mit den gleichen Wirbelrestriktionen assoziiert wie ovarielle und uterine Störungen. Bei allen tubaren oder vaginalen Infektionen bzw. Entzündungen sind L2 und L3 nur eingeschränkt beweglich und druckempfindlich (bei Palpation oder Mobilitätstests).

10.7 Prostata

Ihre Wärmeprojektion gleicht der über der Zervix bei Frauen, d.h. es ist ein 2 cm großer, scharf begrenzter Kreis über der Symphyse, knapp links von der Mittellinie (1 in Abb. 10.2). Dieser „Linksdrall“ beruht wohl auf der Beziehung der Prostata zur linken V. spermatica. Eine Ausdehnung in Richtung des Sigmas lässt eine Lymph- oder venöse Stauung im kleinen Becken vermuten, während eine Ausdehnung in Richtung des Ureters oder der linken Niere für eine genitale bzw. sexuelle Funktionsstörung sprechen könnte.
Bei sexuell übertragbaren Erkrankungen findet sich meist eine weitere Wärmeprojektion über der Leber.

Assoziierte Wirbelrestriktionen

Es sind die gleichen wie bei zervikalen Störungen. Männer mit Prostataschwierigkeiten neigen oft auch zu linksseitigen Ischiasschmerzen.

10.8 Samenbläschen (Glandula [Vesicula] seminalis) und Hoden (Testes)

Wärmeprojektionen über den Samenbläschen kommen selten vor und sind wahrscheinlich infektiös oder durch eine Hodenfehllage (testikuläre Ektopie) bedingt. Sie befinden sich 6–7 cm unter der Prostata und knapp links oder rechts der Mittellinie.
Auch von den Hoden strahlt nur selten Wärme aus, z.B. im Fall einer Epididymitis. Bei einer Hodenerkrankung kann die Wärme an den gleichen Stellen wie bei Prostata- oder Sigmastörungen zu spüren sein.

10.9 Leistenbruch (Inguinalhernie)

Er führt zu einer intensiven Wärmeprojektion, die leicht mit denen anderer Beckenorgane verwechselt werden kann. Sie besteht in einem ca. 1 cm großen, deutlich abgegrenzten Kreis genau über dem

Mittelpunkt der Verbindungslinie zwischen rechter bzw. linker Spina iliaca anterior superior und Symphyse.

10.10 Emotionaler Bezug

Eigentlich würde man erwarten, dass das Becken sehr empfänglich für emotionale Einflüsse ist. In Wirklichkeit trifft das jedoch nicht zu, und wenn mir etwas auffiel, war es schwer fassbar. Verglichen mit den Bauchorganen sprechen die Beckenorgane entweder schwächer auf (kürzer oder länger einwirkende) emotionale Reize an – oder die Bedeutung emotionaler Einflüsse müsste mir entgangen sein. Ich habe nur gelegentlich von Gynäkologen oder Hebammen gehört, dass Uterusfibrome einen emotionalen Bezug haben könnten, sozusagen als „letztes Kind" einer Frau.

Wenn man eine schlimme Nachricht hört oder Gewalt erlebt, zieht sich meist der Magen zusammen, vielleicht drückt auch die Gallenblase. Darm und Bronchien können sich verkrampfen (Spasmen) und es zeigen sich noch andere Reaktionen im Bauch- oder Brustraum. Doch über vergleichbare Beschwerden im Beckenraum wird es nur selten Klagen geben. Durch chronischen Stress kann es zwar zu bestimmten Erkrankungen im Beckenbereich kommen, z. B. einer Amenorrhö, doch es fällt schwer, an eine lokale Ursache zu glauben. Viel wahrscheinlicher werden sie zentralnervös ausgelöst.

Vielleicht hat eine Wärmezone über dem Plexus hypogastricus einen emotionalen Bezug. Es ist ein Kreis halber Handbreite, der 6–7 cm über der Symphyse auf der Mittellinie liegt, sie aber oft nach links überlappt und häufiger mit einer Wärmeprojektion über der linken Niere einhergeht. Der Plexus hypogastricus reagiert zusammen mit Solarplexus und Dünndarm vor allem auf Zustände mit emotionaler Hochspannung wie Aufregung, Angst, Vernarrtheit oder extremen Stress.

11 POSTERIORE PROJEKTIONEN DER VISZERALORGANE, KNOCHEN UND GELENKE

Dass bei der MTD die Körpervorderseite im Mittelpunkt steht, entbindet uns keineswegs von der Verpflichtung, auch auf der Rückseite nach Wärmeprojektionen zu suchen. Auf diese Weise erhalten wir nicht nur Informationen über das wichtige Achsenskelett und andere Bewegungsstrukturen, sondern können auch Befunde der Vorderseite überprüfen.

Ich war lange Zeit überzeugt, dass vor allem den unteren Extremitäten in der Osteopathie zu wenig Beachtung geschenkt wird. Natürlich untersucht man sie bei Symptomen der Knie oder Fußgelenke, doch wenn lokale Beschwerden fehlen, werden sie leicht übergangen.

Hier beschreibe ich die Wärmeprojektionen dieser Strukturen in der Hoffnung, dass sie in Zukunft häufiger berücksichtigt werden mögen – im Sinne einer umfassenden osteopathischen Sichtweise.

11.1 Viszerale Projektionen auf dem Rücken

Wie oben erwähnt, ist die Rückenlage des Patienten fast immer die ideale Position bei der MTD. Wärmeprojektionen auf der Körpervorderseite sind so eindeutig, dass es selten erforderlich sein wird, sie auch von hinten zu beurteilen. Ich untersuche den Rücken gewöhnlich vor allem, um renale, hepatische oder pulmonale Befunde der Vorderseite abzusichern (s. Abb. 11.1 und 11.2).

Leber

Ihre Wärmeprojektion auf dem Rücken ist 6–7 cm groß und kreisförmig. Sie befindet sich neben den Querfortsätzen von Th7–9, oft nahe am Abgang der jeweiligen Rippen, und deutet auf eine Parenchym- bzw. intrahepatische Gallengangstörung hin (s. Kap. 8.2 und 8.3).

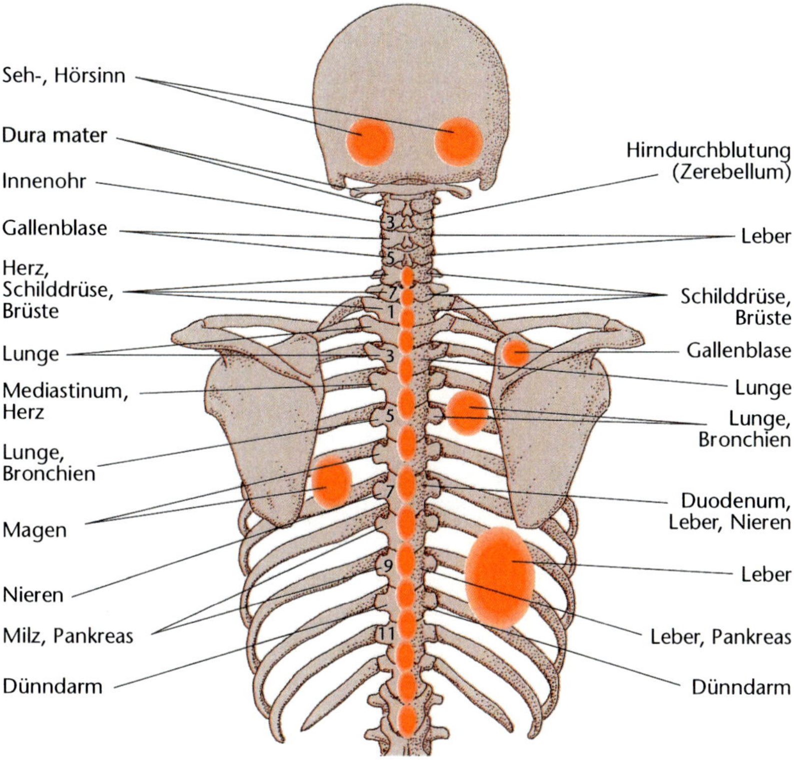

***Abb. 11.1:** Viszerale Projektionen auf der Wirbelsäule I (von posterior)*

Nieren

Nur bei stärkeren renalen Störungen kommt es zu Wärmeprojektionen auf dem Rücken, die mitten unter der 11. Rippe bzw. in Nähe des Querfortsatzes von L2 lokalisiert sein können.

Lungen

Ihre kreisförmigen Wärmebezirke liegen zwischen dem Innenrand der Skapula und den Querfortsätzen von Th3–5. Die anterioren Wärmeprojektionen der Lunge sind aber meist so eindeutig, dass man die posterioren selten hinzuziehen muss.

Gallenblase

Sie projiziert Wärme in einem kleinen Kreis auf den Innenwinkel der rechten Skapula, oberhalb vom Ansatz des M. levator scapulae. An dieser Stelle befindet sich ein bekannter Gallenblasen-Reflexpunkt, weil hier ein sensorischer Ast des N. phrenicus verläuft, der auch die Gallenblase innerviert. Allerdings ist die hintere Projektion nicht immer vorhanden und daher weniger verlässlich als die vordere.

Magen

Zwischen dem Innenrand der linken Skapula und den Querfortsätzen von Th6–8 ist die große, unscharfe Wärmeprojektion des Magens anzutreffen. Sie ist ebenfalls zu unbestimmt und daher weniger verlässlich als die vordere.

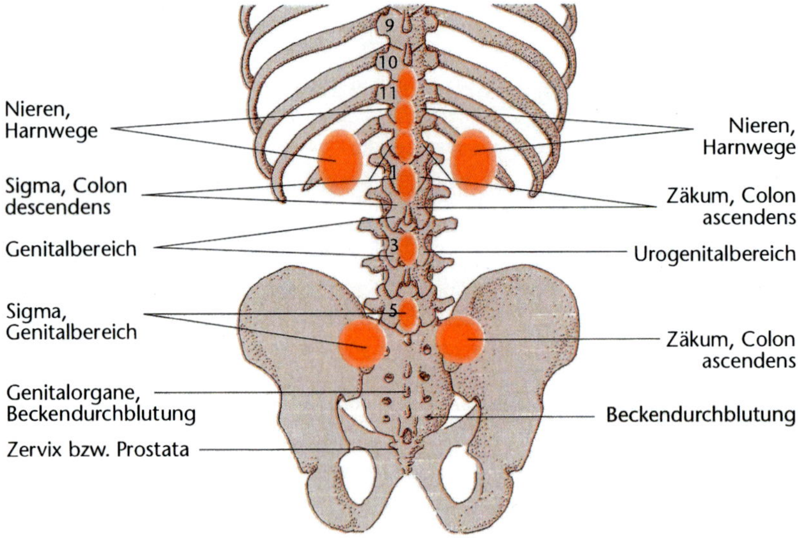

Abb. 11.2: *Viszerale Projektionen auf der Wirbelsäule II (von posterior)*

11.2 Wärmeprojektionen der Knochen und Gelenke

Auch die Knochen und Gelenke des Körperstamms und der Gliedmaßen können Wärme ausstrahlen. Es gibt unterschiedliche Größen und Formen.

Große Wärmebezirke sind Ausdruck einer Gelenk- oder Kapselstörung. Charakteristisch sind ihre Kreisform und die Intensität. Die Größe entspricht der des Gelenks, daher ist die Wärmeprojektion des Knies beispielsweise viel größer als die eines Zehengrundgelenks.

Streifen- oder bandförmige Wärmebezirke bilden sich über Sehnen und Ligamenten und orientieren sich an deren anatomischem Verlauf. Bei winzigen Einrissen oder kleineren Rissen im Periost findet man neben dem Wärmestreifen oft noch einen punktförmigen Wärmebezirk.

Punktförmige Wärmebezirke befinden sich direkt über einer Läsion und sind leicht zu entdecken. Sie weisen auf ein lokales Problem (von Sehne, Band oder Meniskus) hin.

Auch von Frakturen strahlt kleinflächig intensive Wärme aus.

Wirbelsäule

Über Wirbeln findet man meist 2–3 cm große kreisförmige Wärmeprojektionen, deren Lage sehr aussagekräftig ist.

Dornfortsätze (Processus spinosi) und reflexogene Zonen

In den ersten Jahren dachte ich oft, dass Wärmeprojektionen über den Dornfortsätzen lokale Störungen der Wirbel widerspiegeln würden. Doch mit zunehmender Erfahrung mit der MTD wurde mir klar, dass es sich bei spinalen Projektionen oft um viszerale Reflexe handelt. Ein hervorragender Kollege, Vincent Coquard, war der Erste, der mich auf diesen Aspekt aufmerksam machte und mich auf die Notwendigkeit hinwies, zwischen Dorn- und Querfortsätzen zu unterscheiden. Im Bereich der Halswirbelsäule (HWS) können nämlich beide Wirbelfortsätze Wärme ausstrahlen.

Die folgende Auflistung zeigt, welche Organe sich bei pathologischen Veränderungen den Wärmeprojektionen bestimmter Wirbel oder Rippen zuordnen lassen (s. Abb. 11.1 und 11.2). Sie beruht auf meiner Erfahrung mit Tausenden Patienten, doch man wird immer wieder auch Ausnahmen begegnen.

- C1–2: Dura mater
- C3: Hirndurchblutung, speziell des Zerebellums
- C4–5: Leber und Gallenblase
- C6–7, Th1, 1. Rippe: Herz (links), Schilddrüse, Brüste
- Th1–2, 1. und 2. Rippe: Lungen
- Th3–4: Lunge, Mediastinum, Herz
- Th5: Bronchien
- Th6: Magen
- Th7: Duodenum, Leber, Nieren
- Th8–9: Leber (rechts), Pankreas, Milz (links)
- Th10: Dünndarm
- Th11–12: Nieren, Harnblase
- L1–2: Dünndarm, Kolon, Pankreas
- L3–4: Genitalorgane
- L5, Sakroiliakalbereich: Zäkum, Sigma, Genitalorgane
- Sakrum, Steißbein (Coccyx): Uterus, Zervix, Prostata

Wirbelfacetten

Wärmeprojektionen zwischen oberer und unterer Gelenkfläche/-facette der Wirbelgelenke sind meist 1–2 cm große Kreise, die 2–3 cm von den Dornfortsätzen entfernt liegen und Ausdruck einer Bewegungseinschränkung oder Gelenkentzündung sein können.

Kostovertebralgelenke

Hier sind die Wärmeprojektionen ähnlich lokalisiert wie die zwischen den Wirbelapophysen. Sie befinden sich etwa 3 Querfinger breit neben der Wirbelsäule direkt über dem betroffenen Gelenk.

Knie

Knie- und Fußgelenke möchte ich hier aus dem Blickwinkel der MTD etwas ausführlicher beschreiben. Da dieselben Grundsätze auch für andere periphere Gelenke wie z. B. die Schulter- und Handgelenke gelten, verzichte ich auf deren Schilderung.
Immer wenn Wärme über dem Knie zu spüren ist, sollte man untersuchen, in welche Richtung sie strahlt, ob zur Fibula oder zu den suprakondylären Muskeln.
Ein Knietrauma führt meist zu Muskel- oder Bänderverletzungen, die – wenn sie nicht behandelt werden – den Heilungsprozess verzögern oder eine langfristige Bewegungseinschränkung verursachen können.

Gelenkkapsel

Der Patient wird in Rückenlage bei gestreckten Beinen untersucht. Der große Wärmebezirk über der Kniegelenkkapsel beginnt drei Finger breit über der Patella und erstreckt sich zwei Finger breit nach unten. Er kann den oberen Teil der Kniescheibe bedecken oder bis zum proximalen Tibiofibulargelenk reichen. Am häufigsten ist sein oberer Teil zu spüren (1 in Abb. 11.3).
In Bauchlage des Patienten können auf den Seiten des Gelenks große, aber schwächere Wärmebezirke zu fühlen sein, die poplitealen Zysten entsprechen.
Bei Wärmeprojektionen über dem Knie sollte man immer auch Hüfte und Fuß gründlich untersuchen.

Bandapparat

Wahrscheinlich fallen bei der MTD am häufigsten die Seitenbänder (Lig. collaterale fibulare bzw. tibiale) auf. Die ca. 2 cm breiten Wärmeprojektionen über den Femurkondylen (2 in Abb. 11.3) können sich bis zu den oberen und unteren Ansatzstellen dieser Bänder ausdehnen.
Die Wärmeprojektionen des vorderen und hinteren Kreuzbands (Lig. cruciatum anterius bzw. posterius) sind ähnlich wie die der Gelenkkapsel und entsprechend schwierig abzugrenzen. Bei gebeugtem Knie vergrößert sich die Vorderfläche. Unter diesen Bedingungen müsste es möglich sein, die Wärmeprojektionen der Kreuzbänder

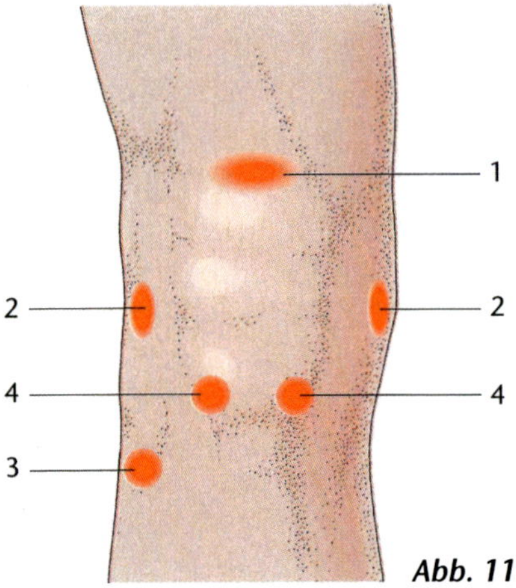

Abb. 11.3: Kniebereich (Zahlen im Text erläutert)

besser zu erkennen; die des vorderen ist etwas mehr medial und die des hinteren weiter posterior wahrzunehmen. Allerdings sollte man sich bei der Unterscheidung nicht ausschließlich auf die MTD verlassen.

Fibulaköpfchen (Caput fibulae)

Bei einer Wärmeprojektion des lateralen Seitenbands findet man fast immer auch einen Wärmebezirk über dem proximalen Tibiofibulargelenk (3 in Abb. 11.3). Es kann sein, dass die Gelenkkapsel oder eine Muskelansatzstelle im Bereich der distalen Anheftung des Seitenbands überdehnt ist und spannt.

Menisci

Sie werden in Rückenlage untersucht. Dabei können die Beine gestreckt sein, doch um die Kniefläche zu vergrößern ist es besser, sie anzuwinkeln. Meniskale Wärmeprojektionen sind punktförmig oder kleine Kreise und befinden sich rechts oder links von der Patellarsehne (4 in Abb. 11.3). Zusammen mit ihnen ist auch regelmäßig Wärme über einem oder beiden Seitenbändern zu spüren.

Nichttraumatische Veränderungen

Wenn sich Knieprobleme weder mit einem Trauma in Verbindung bringen lassen noch durch proximale oder distale Störungen der Biomechanik zu erklären sind, könnte ein rheumatischer oder maligner Prozess die Ursache sein. Es kommt dann zu großen Wärmeprojektionen, die sich kaum vom Wärmebezirk der Gelenkkapsel unterscheiden.

Bestimmte Erkrankungen der Nieren oder der Genitalorgane können über eine Reizung des N. femoralis zu einer Kapselentzündung führen. In dem Fall findet sich eine schwache Wärmeprojektion auf der Knieinnenseite.

Fuß- und Knöchelbereich

Der Patient liegt mit gestreckten Beinen auf dem Rücken.

Gelenkkapsel

Ihre Wärmeprojektion ist groß und kann sich zu beiden Seiten sowie ober- und unterhalb der Gelenklinie ausdehnen (1 in Abb. 11.4). Bei Störungen, die das Fußgelenk betreffen, sollte man auch das Kniegelenk untersuchen, weil sich Störungen der beiden Gelenke häufig wechselseitig bedingen.

Bandapparat

Zu den Stützstrukturen der Fußgelenke gehören neben dem Lig. deltoideum am Innenknöchel die Ligg. talofibulare und calcaneofibulare am Außenknöchel. Ihre Wärmeprojektionen sind 1–2 cm breite Streifen (2 in Abb. 11.4), deren Ausrichtung darüber Aufschluss geben kann, ob eventuell auch die Gelenkkapsel oder eine Sehne bzw. ein Muskel in der engeren Umgebung an der Störung beteiligt ist.

Sehnen

Bei der Beurteilung von Fuß- oder Knöchelproblemen sollte man daran denken, dass sich die Muskeln vieler Sehnen weiter oben am Bein, d.h. in ziemlicher Entfernung von diesem Bereich befinden. Störungen von Beinmuskeln wie z.B. der Extensoren oder der Pero-

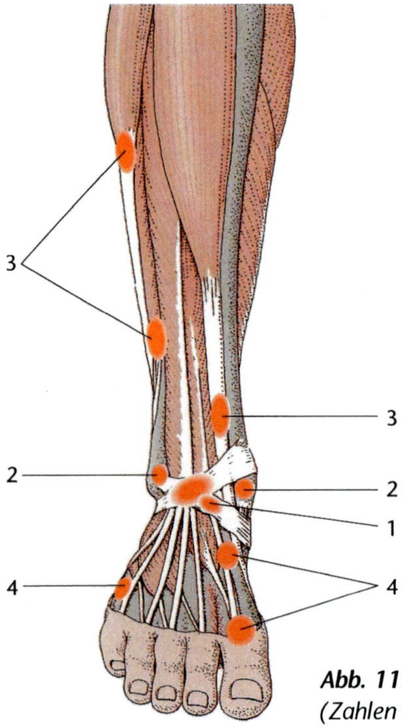

Abb. 11.4: Fuß- und Knöchelbereich (Zahlen im Text erläutert)

neusgruppe (3 in Abb. 11.4) tragen mit dazu bei, Knie-, Knöchel- und Fußgelenke gleichzeitig zu destabilisieren. Solche Wärmeprojektionen können aber auch eine allgemeine mechanisch-funktionelle Störung oder eine viszerale Erkrankung widerspiegeln.

Knochen

Jeder Fuß besteht aus 26 miteinander verbundenen Knochen (Talus, Kalkaneus, 5 Tarsal-, 5 Metatarsal- und 14 Zehenknochen). Deshalb hat z. B. eine Knöchelverstauchung immer auch Auswirkungen auf kleinere distale Knochen. In dem Fall wird über den Sehnen- und Bandinsertionen an den kleinen Knochen natürlich genauso wie bei sonstigen Funktionsstörungen Wärme zu spüren sein (4 in Abb. 11.4). Machen Sie sich mit der Anatomie der Fußknochen und den Projektionen in diesem Bereich vertraut. Da die Füße sozusagen das „Fundament" des Bewegungsapparats darstellen, können Fußprobleme entsprechend weitreichende Folgen nach sich ziehen.

Fußgewölbe

An den Fußgewölben erhält man durch die MTD gleich mehrere Informationen. Zunächst lässt sich herausfinden, ob einzelne Knochen, Gelenke, Muskeln oder Sehnen im Bereich der Fußsohle möglicherweise pathologisch verändert sind. Darüber hinaus kann man die Stützfunktion des Fußgewölbes beurteilen. Als Drittes stimmen Wärmeprojektionen hier möglicherweise mit viszeralen Reflexzonen überein.

Restriktionen der Fußgewölbe können sowohl End- als auch Ausgangspunkt von „Läsionsketten“ sein. In dem Fall sind deutliche Wärmeprojektionen vorhanden.

Die reflexogenen Zonen der Fußsohlen sind ein komplexes und faszinierendes Phänomen, und ich bin immer noch dabei, dieses Feld zu erforschen. Vorläufig kann ich erst einige allgemeine Eindrücke wiedergeben:

- Die Innenseite des Fußgewölbes scheint eher mit viszeralen, die Außenseite eher mit kranialen oder vertebralen Störungen in Beziehung zu stehen.
- Den vorderen Teil des Fußgewölbes scheint man eher dem Schulter-Armbereich, den hinteren dem Becken-Beinbereich zuordnen zu können.

NACHWORT

Die Manuelle Thermodiagnose kann einen wichtigen, vielleicht sogar unverzichtbaren Beitrag zu einer umfassenden Diagnose leisten. Ein feines manuelles Gespür für Wärme und empfindsame Hände sind notwendige Voraussetzungen. Doch selbst wenn man Temperaturunterschiede genau lokalisieren kann, reicht das für eine Diagnose noch nicht aus. Um „Konfliktzonen" definieren zu können,

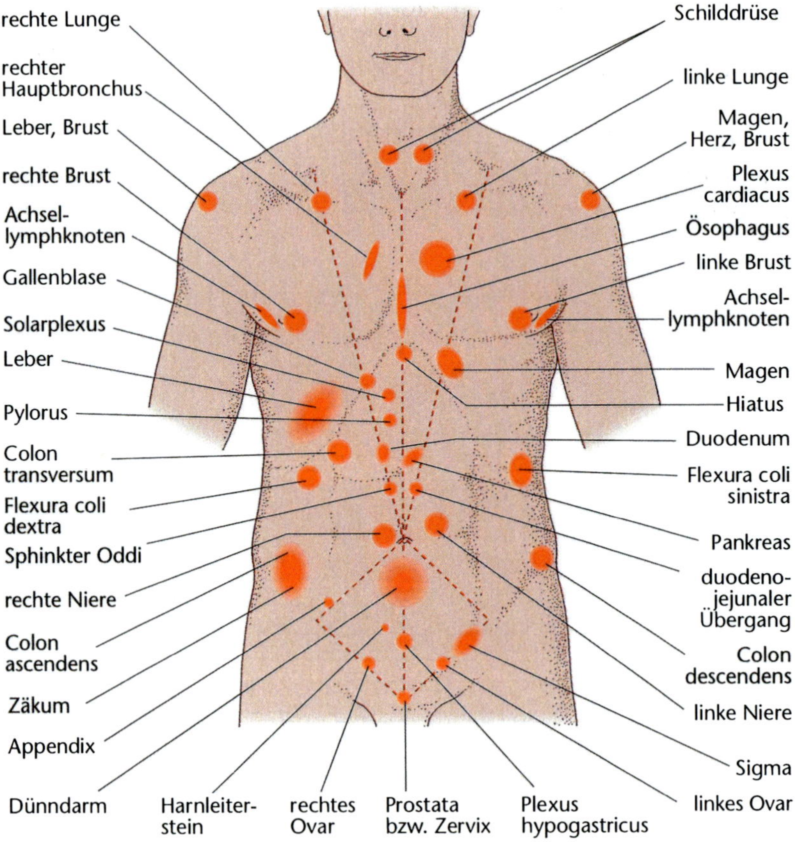

Abb. 12.1: *Übersicht über die wichtigsten Wärmeprojektionen auf der Körpervorderseite*

sind außerdem gründliche topografisch-anatomische Kenntnisse und Erfahrung erforderlich. Nur dann lässt sich eine zuverlässige Diagnose stellen. Als Anleitung ist Abbildung 12.1 gedacht, die noch einmal die wichtigsten Wärmeprojektionen auf der Körpervorderseite zusammenfasst; sie kann aber nur Mittel zum Zweck sein.
Wir müssen noch viel lernen, was die mechanischen und thermischen Sinneseindrücke der menschlichen Hand betrifft. Die Hautsensibilität bezieht sich nicht ausschließlich auf Infrarotstrahlen, sondern gilt auch für elektromagnetische Strahlen anderer Wellenlängen. In Zukunft werde ich meine Forschungsbemühungen verstärkt in diese Richtung lenken.
Mit der MTD zu arbeiten ermöglicht uns auch, unsere Sinneswahrnehmungen und unser Verständnis sensorischer Signale zu verbessern. Für die Manualdiagnostik und Manualtherapie ist es wesentlich, einen ganzheitlicher Ansatz zu verfolgen, nur so können möglichst viele Botschaften der Körpergewebe und Organe entschlüsselt und verstanden werden.

ANHANG

Entsprechungen auf psychischer, emotionaler und Verhaltensebene

Magen

„Soziales Selbst"/äußere Erscheinung

aggressiv, ambitioniert (ehrgeizig), ängstlich, Wirkung nach außen, autoritär, mutig/kühn, kommunikativ, neigt zu zwanghaftem Lügen, überzeugend, kreativ, schuldhaftes/strafbares Verhalten, täuschend/trügerisch, entschlossen, misstrauisch, fordernd, dominant, enthusiastisch, extrovertiert, Scheitern/Versagen, Frustration, großzügig, dankbar, hyperaktiv, Identifikation mit anderen, Ungeduld, Schlafstörungen, introspektiv, reizbar, eifersüchtig, maskulin, großspurig, narzisstisch, besessen (obsessiv), überkritisch zu sich selbst, paranoid, fühlt sich verfolgt, pessimistisch, stolz, projiziert auf andere, (be)strafend, repräsentativ, verführerisch, sozialkompetent, erfolgreich, zu wenig selbstkritisch.

Darm

„Selbst"

Einsamkeits-/Verlassenheitsgefühle, ängstlich, anhänglich, tadelnd/Schuld zuweisend, zensierend/kontrollierend, voller Komplexe, widerspenstig, abhängig, missbilligend bei anderen, diszipliniert, dominant, nachahmend, emotional, „Familienmensch", entscheidungsschwach, konfliktscheu, feminin, frustriert, Wunsch nach Verschmelzung, großzügig, dankbar, gierig, histrionisch (theatralisch), überprotektiv, hypochondrisch, hysterisch, gehemmt/verklemmt, Schlafstörungen, reizbar, Logorrhö (Rededrang), manisch, akribisch/übergenau, „Muttertier", besessen, Ödipuskomplex, paradoxe Reaktionen, pessimistisch, besitzergreifend, verbietet, beschützend, strafend, unterdrückend (repressiv), Rituale und Routine/Gewohnheiten, angelerntes Verhalten, Scham, Sozialstatus, Somatisierung, Eigensinn/Sturheit, verteidigt eigenes Revier.

Leber

„Tiefes Selbst"/Wesen

Allergieanfällig, gequält, arrogant, tadelnd/Schuld zuweisend, wiederkehrende Gewaltausbrüche, tiefe Kraft/Energie, tiefe Frustration, „tiefes Selbst", Existenzangst, Identifikation mit anderen, „inneres Bild" (Imago), Schlafstörungen, geistige Kraft, introvertiert, geringes Selbstwertgefühl, moralische Stärke, Selbstüberschätzung, verbietet, Wut, Groll, rigide, traurig, selbstzerstörerisch, gedankenlos.

Herz

„Die anderen"

Zuneigung, Arroganz, Anhänglichkeit, Verbitterung, Täuschung, Missbilligung anderer, Atemnot (Dyspnoe), überschießend emotional, erregt, frustriert, Wunsch nach Verschmelzung, großzügig, Hass, Eifersucht, Freude, Liebe, unangepasst, narzisstisch, überdreht, Selbstüberschätzung, pessimistisch, Stolz, unterdrückte Wut, unterdrückend (repressiv), verführerisch, sich selbst aufopfernd, sentimental, schämt sich, zart besaitet, gestresst, Transzendenz, Verrat.

Lungen

„Das Angeborene"

Allergieanfälligkeit, Arroganz, frühkindliche Störungen, Kontrolle, Großzügigkeit, „genetisches Gedächtnis" und Genetik, Infektionen und „Erinnerung" daran, Selbstüberschätzung, Beschützerverhalten, Widerstandskraft (körperlich und moralisch), „traumatisches Gedächtnis".

Nieren

„Die eigenen Wurzeln"

Aggressiv, tiefe Furcht, unzufrieden, dominant, Triebe, Selbstlob, Erschöpfung, an der eigenen Existenz leidend, Fortpflanzungsfähigkeit, hilflos, starke Befürchtungen, Libido, realitätsfern, besessen (obsessiv), sinnlich, Sexualität, „traumatisches Gedächtnis".

Milz und Pankreas

„Kummer“

Allergieanfälligkeit, Aufbrechen, Tod, Auflösung (Dekompensation), Angst vor dem Tod, „genetisches Gedächtnis“, unüberwindbarer Stress, Introvertiertheit, Melancholie, „Erinnerung an Infektionen“, Groll, eigene Wurzeln, Traurigkeit, Selbstzerstörung, Opferhaltung, Gewalt.

Gallenblase

„Verschlimmerung“

Ärger/Wut, Angst, Täuschung, Unzufriedenheit, Reiseangst, Phobien, Gefühle, Frustrationen, Schuldgefühle, Pünktlichkeit, Traurigkeit, Skrupel, Lampenfieber, Unbehagen.

Brüste

„Beziehungen“

Zuneigung, Scheitern, Kinder, „Familienmensch“, Kummer, Schuldgefühle, Unrechtsempfinden, Isolierung, mütterliche Gefühle, Akribie/Übergenauigkeit, Hingabe/Selbstaufgabe, Verfolgungswahn, Beschützerinstinkt, Opferbereitschaft.

LITERATURVERZEICHNIS

Barral, J.-P., Ligner, B., et al. *Nouvelles techniques uro-génitales.* Paris: Cido et De Verlaque, 1993.

Barral, J.-P., Mercier, P. *Visceral Manipulation.* Seattle: Eastland Press, 1988.

Bochuberg, C. *Traitement ostéopathique des rhinites et sinusites chroniques.* Paris: Maloine, 1986.

Braunwald, E., et al. *Harrison's Principles of International Medicine.* New York: McGraw-Hill, 1987.

Chauffour, P., Guillot, J-M. *Le lien mécanique ostéopathique* . Paris: Maloine, 1985.

Comroe, J.H. *Physiologie de la respiration.* Paris: Masson, 1978.

Contamin, R., Bernard, P., Ferrieux, J. *Gynécologie générale.* Paris: Vigot, 1977.

Cruveilhier, J. *Traité d'anatomie humaine.* Paris: Octave Doin, 1852.

Davenport, H.W. *Physiologie de l'appareil digestif.* Paris: Masson, 1976.

Delmas, A. *Voies et centres nerveux.* Paris: Masson,1975.

Dousset, H. *L'examen du malade en clientèle.* Paris: Maloine, 1972.

Gabarel, B., Roques, M. *Les fasciae.* Paris: Maloine, 1985.

Grégoire, R., Oberlin, S. *Précis d'anatomie.* Paris: J.-P. Baillère, 1973.

Hardy, J.D. "Physiology of Temperature Regulation", *Physiology Review* 41 (1961): 521–606.

Herman, J., Cier, J.F. *Précis de physiologie.* Paris: Maloine, 1977.

Houdas, Y., Guieu, J.D. *La function thermique.* Villeurbanne: Simep, 1977.

Houdas, Y., Ring, E.F.J. *Human Body Temperature, Its Measurement and Regulation.* New York: Plenum, 1982.

Hugues, F. Cl. *Pathologie respiratoire.* Paris: Heures de France, 1971.

Issartel, L., Issartel, M. *L'ostéopathie exactement.* Paris: Robert Laffont, 1983.

Kahle, W., Leonhardt, H., Platzer, W. *Anatomie des viscères.* Paris: Flammarion, 1972.

Kamina, P. *Anatomie gynécologique obstétricale.* Paris: Maloine, 1984.

Korr, L. *The Neurobiologic Mechanisms in Manipulative Therapy.* New York: Plenum Press, 1978.

Laborit, H. *L'inhibition de l'action: Biologie, physiologie, psychologie, sociologie.* Paris: Masson, 1981.

Lansac, J., Lecomte, P. *Gynécologie pour le praticien.* Villeurbanne: Simep, 1981.

Lavielle, J., Roux, H., Stanoyevitch, J.F. *Le système vertébro-basilaire.* Marseille: Solal, 1986.

Lazorthes, G. *Le système nerveux périphérique.* Paris: Masson, 1970.

Mathieu, J.-P., Barral, J.-P., Mercier, P. *Diagnostic articulaire vertébral.* Paris: Cido et De Verlaque, 1992.

Poirier, Charpy, Nicolas. *Traité d'anatomie humaine,* Tomes I–V. Paris: Masson, 1912.

Prat, D. *Sensibilité de la main aux flux thermiques émis par l'organisme.* Persönl. Anm., 1994.

Préfaut, C. *L'essentiel en physiologie respiratoire.* Paris: Sauramps Médical, 1986.

Renaud, R., et al. *Les incontinences urinaires chez la femme.* Paris: Masson, 1980.

Robert, J.G., Palmer, R., Boury-Heyler, C., Cohen, J. *Précis de gynécologie.* Paris: Masson, 1974.

Roche, B. *L'ortoscan: une aide au diagnostic qui interésse généralistes et spécialistes.* Genf: Hôpital Cantonal Universitaire de Genève, 1994.

Roche, B., et al. *Intérêt d'un thermo-détecteur à infrarouge mobile »Ortoscan« dans le diagnostic des douleurs abdominales chez l'enfant* [à propos de 108 cas]. Genf: Hôpital Cantonale Universitaire de Genève, 1994.

Roche, C., Dentant, T. *Recherches sur les flux thermiques émis par le corps.* Persönl. Anm., 1992.

Rouvier, H. *Anatomie humaine.* Paris: Masson, 1967.

Scali, P., Warrel, D.W. *Les prolapsus vagineux et l'incontinence urinaire chez la femme.* Paris: Masson, 1980.

Silbernagel, S., Despopoulos, A. *Physiologie.* Paris: Flammarion, 1992.

Smith, E. "Temperature Regulation: The Spinal Cord as a Site of Extrahypothalamic Thermoregulatory Functions." *Rev. Physiology, Biochemistry and Pharmacology* 71 (1974): 1–75.

Taurelle, R. *Obstétrique.* Paris: France Médical Edition, 1980.

Testut, L., Jacob, O. *Anatomie topographique.* Paris: Gaston Doin, 1927.

Thauer, R. "Thermosensitivity of the Spinal Cord." In *Physiology and Behavioral Temperature Regulation*, edited by J.D. Hardy et al., 472–492. Springfield: C.C. Thomas, 1970.

de Tourris, H., Henrion, R. Delecour, M. *Gynécologie et obstétrique.* Paris: Masson, 1979.

Upledger, J.E., Vredevoogd, J.D. *Craniosacral Therapy.* Chicago: Eastland Press, 1983.

Waligora, H., Perlemuter, L. *Anatomie.* Paris: Masson, 1975.

West, J.B. *Physiologie respiratoire.* Paris: Medsi, 1986.

Williams, P., Warwick, R. eds. *Gray's Anatomy.* Edinburgh: Churchill Livingstone, 1980.

Wright, S. *Physiologie appliquée à la médicine.* 2d ed. Paris: Flammarion, 1974.

REGISTER

M

N

O

P

R

S

T

V

W

Z